骨科常见疾病临床诊断与治疗

主编 杨志华 尹书东 李 亮
张 帅 刘 波 王国亮

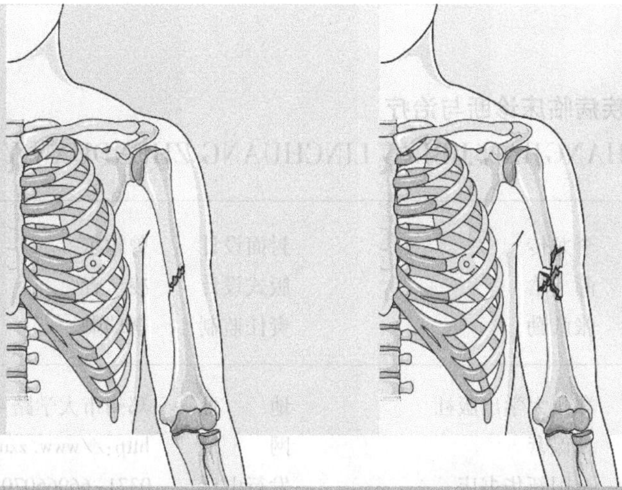

郑州大学出版社

图书在版编目(CIP)数据

骨科常见疾病临床诊断与治疗 / 杨志华等主编. — 郑州：郑州大学出版社，2023. 3(2024.6 重印)

ISBN 978-7-5645-9516-6

Ⅰ. ①骨…　Ⅱ. ①杨…　Ⅲ. ①骨疾病 - 常见病 - 诊疗　Ⅳ. ①R68

中国国家版本馆 CIP 数据核字(2023)第 035117 号

骨科常见疾病临床诊断与治疗

GUKE CHANGJIAN JIBING LINCHUANG ZHENDUAN YU ZHILIAO

策划编辑	李龙传	封面设计	曾耀东
责任编辑	薛　晗	版式设计	凌　青
责任校对	张彦勤	责任监制	李瑞卿

出版发行	郑州大学出版社	地　　址	郑州市大学路 40 号(450052)
出 版 人	孙保营	网　　址	http://www.zzup.cn
经　　销	全国新华书店	发行电话	0371-66966070
印　　刷	廊坊市印艺阁数字科技有限公司		
开　　本	710 mm×1 010 mm　1 / 16		
印　　张	10.5	字　　数	138 千字
版　　次	2023 年 3 月第 1 版	印　　次	2024 年 6 月第 2 次印刷

书　　号	ISBN 978-7-5645-9516-6	定　　价	59.00 元

作者名单

主　编　杨志华　尹书东　李　亮
　　　　张　帅　刘　波　王国亮

副主编　邓　斌　端　磊　张洪跃
　　　　陈　彪　李国庆　王　卉
　　　　史宝国　蔡　强　吴穗琼

编　委　王　卉　王国亮　王爱明
　　　　尹书东　邓　斌　史宝国
　　　　刘　波　李　亮　李国庆
　　　　杨志华　吴穗琼　张　帅
　　　　张洪跃　陈　彪　徐洲发
　　　　蔡　强　端　磊

前言

近年来医学技术飞速发展，日新月异，骨科是医学领域的一个重要组成部分，其研究对象是肌肉骨骼系统疾病，研究的目的在于诊断骨科疾病，恢复和重建运动系统的功能。因骨科疾病涉及范围广，表现又因人、因地、因时而异，既可同病异症，又可异病同症，给临床诊断带来一定困难。

骨科疾病多而复杂，尤其骨折患者在骨科所占比例较大，病情紧急，并发症较多，如不及时治疗或治疗不当，往往会留下较严重的后遗症，甚至残疾，严重影响健康和生活质量，故慎重选择骨折治疗方法，使临床医师亦有章可循，有据可依、可查，减少医患矛盾和纠纷，是编写本书的主要目的之一。

本书以科学性、先进性和临床实用性为原则，简要介绍了骨科基础知识、骨科物理学检查、骨科影像学检查等理论与检查技术，详细阐述了上肢损伤、下肢损伤、脊柱与关节疾病、骨肿瘤等内容，融入了近年来骨科领域的新理论和新技术，主要包括病因病理、病史采集、影像学检查、诊断治疗、常用手术技术等内容，论述深入浅出，层次分明，贴近临床实践，涵盖面广，体现了本书理论与实践并重的特点。

随着骨科医师水平的普遍提高和各种手术疗法的广泛开展，

手术并发症的增加、手术指征的扩大化及术后疗效不理想等问题也逐渐增多。如何避免上述问题，使其尽可能少地出现，其中很重要的一点就是提高骨科专业医师的技术和理论素质。本书内容紧紧围绕临床骨科常见疾病的诊断与治疗编写，各部分内容新颖、翔实，条理清晰，使之贴近临床而更具实用价值，为各级骨科医师提供了一个可行性、综合性的信息来源，可供各级骨科医务人员、医学院校教师、学生参考阅读。

随着医疗技术的发展，骨科疾病诊断与治疗的技术日新月异，加之作者水平和经验有限，故书中如有疏漏或不足之处，恳请广大读者及医务工作者批评指正，以期再版时予以改进、提高，使之逐步完善。

编　者

2023 年 1 月

目　录

第一章 骨组织结构与生理

第一节 骨组织结构

骨组织是一种复杂的结缔组织，由骨细胞和细胞间质组成。

一、骨细胞

骨细胞为梭形，胞浆量少而嗜碱性，核为卵圆形或梭形，染色深，细胞直径约 15 μm，被包围于由细胞间质组成的骨陷窝之中。骨陷窝为圆形或椭圆形，长 15 ~20 μm，宽 5 ~10 μm，深 4 ~9 μm。骨细胞有许多突起伸入由骨陷窝呈辐射状发出的骨小管之中，彼此相互联结并从周围组织的血管获得营养，还能参与血液中钙浓度的调节。例如在甲状旁腺素作用下，骨细胞可以使骨质溶解而将钙释放到血液中去。

二、细胞间质

细胞间质含有机和无机两种成分。

(一) 有机成分

有机成分占成人骨干重的 35%，其中主要为胶原纤维，占有机成分的 95%，另有少量黏蛋白，分布于纤维之间，起黏合作用，胶原纤维在光镜下呈束状或带状,长度不定,宽 20 ~ 200 μm。在电镜下其典型结构是条状纤维,由胶原微纤维堆积而成,纤维与纤维之间交叉聚集,其排列方向与长骨的长轴平行。胶原微纤维是由纤维母细胞和成骨细胞分泌产生的原胶原经聚合而成。骨中胶原与皮肤、肌腱等处的胶原大致一样,只是化学结构稍有不同。黏蛋白从形态学的角度来形容是无定形的,无一定结构。光镜下被一些碱性色素染色,呈异染性,电镜下可见分布在胶原纤维之间呈大小不等的颗粒。黏蛋白的主要成分是黏多糖和非胶原蛋白。

(二)无机成分

无机成分称为骨盐,占成人骨干重的 65%,主要是钙和磷的复合物构成的结晶,电镜下骨盐呈细针状。骨盐结晶的表面积很大,每克有 100 ~ 130 m^2,结晶表面上的离子可以和外部的物质吸附和交换,所以骨的无机物有很活跃的代谢作用。胶原纤维由于彼此间的大分子团集形成一种特殊的空间塑形支架,结晶在胶原纤维上很有次序地排列,与纤维的长轴平行,围绕着纤维形成一个壳。在钙化的初期细小的结晶颗粒排列很不规则。另外,在骨质破坏和新生活跃的时候,还可以见到两种细胞:成骨细胞和破骨细胞。成骨细胞在形状和功能上是异质的。成骨活跃时,成骨细胞不规则或排列整齐,胞浆嗜碱性,核圆形,位于新骨外侧,核附近常有空泡。当骨骼没有功能时,它是长方体或鳞片状的。成骨细胞具有骨样组织和碱性磷酸酶的活性,骨样组织钙化后成为骨细胞。破骨细胞是体积和形状不规则的巨细胞,胞浆嗜酸性,形成突起,核染色淡,有核仁存在。破骨细胞通常有 15 ~ 20 个细胞核,当它们活跃时,细胞质看起来有纹理。破骨细胞具有破坏和吸收骨骼的作用,它们通过溶解破骨细胞的蛋白质作用溶解细胞间质中的有机成分,从而也释放出无机盐。成骨细胞、破骨细胞和骨细胞三者有密切关系,除成骨细胞可变成骨细胞外,有的学者还认为骨细胞能分化为成骨细胞,骨细胞也能溶合而成为破骨细胞。一般公认骨膜靠近骨面的细胞有分裂繁殖和分化为成骨细胞和破骨细胞的能力。破骨细胞的产生可能和下列因素有关:骨细胞的生活状态使细胞间质发生化学变化;对骨的直接压力;血液或组织的直接作用,如血钙降低等。骨组织中含有一定量的水,由于骨的密度不同,水的含量也有所不同,但一般认为骨中水的含量约为8%。

第二节　骨组织生理

一、血液与骨的物质交换径路

骨骼有丰富的血液循环,尽管不同部位的骨骼血液供应不尽相同,但是血液与骨骼之间的交换路径精细地遍布于各个部位的骨骼内。长骨含有神经、干骺端神经和骨骺神经,它们穿过皮层进入骨骼。滋养动脉是长骨的主要动脉,通过滋养孔进入髓腔,分为升支和降支达骨端,于干骺端动脉和骨膜动脉吻合,形成髓腔动脉系统,并有离中性血流供应皮骨。骨膜血管供应骨皮质的外1/3部分,骨膜深处的动脉吻合成网发出分支进入骨皮质,上述动脉均有静脉伴行。不规则骨、扁平骨和短骨的血液供应也来自骨膜动脉或滋养动脉。骨皮质内血管有许多分支分别进入哈弗斯管,哈弗斯管中的血管和骨髓腔中的血液分别与骨骼表面上的细胞进行物质交换,骨表面的骨细胞通过胞质突与同一个骨结构单位中的骨细胞彼此进行着不停顿的物质交换,从而使骨组织(细胞与基质)进行着正常的代谢活动。当人们饱食之后,大量的钙质经肠道吸收进入血液,血钙必须保持在比较恒定的水平,血液多余的钙质一部分经肾排泄,一部分经骨细胞存入骨液及骨基质内。当夜间饥饿时,骨基质及骨液中的钙质通过骨细胞进入血液,以维持血钙的稳定。骨骼与血液间这种交换是很快的,称为血钙的迅速调节机制。

二、骨吸收与骨形成

(一)骨的构型

破骨细胞吸收骨质,成骨细胞形成新骨是两种细胞的基本功能。然而在不同的生理状态时它们的活动方式则不相同。在骨的发生、生长及骨病损的修复时期,成骨细胞和破骨细胞可以单独地出现在某些部位。例如,长骨的骨折成角畸形愈合,由于应力的刺激在凸侧出现破骨细胞将承载所不需要的骨质吸收;在凹侧出现成骨细胞形成新骨以适应生物力学的需要,骨细胞的这种活动方式称为构型。在骨的发生过程中,膜内化骨即骨原细胞分化为成骨细胞,分泌骨基质并矿化,形成编织骨,此时则为成骨细胞单独地活动。编织骨中出现破骨细胞,将编织骨吸收,在吸收陷窝表面上出现成骨细胞、形成板层骨,这一过程为两种细胞偶联的活动,称骨重建。在骨发生、生长与骨折修复过程中,骨的生长、构型、重建3种活动方式同时在不同部位进行着。生长指骨量的增加与积累,重建指骨质的更新,构型则指形态的塑造,破骨细胞将不适用的骨质吸收,而成骨细胞在局部应力需要的部位制造新骨。很显然,3个概念均指骨细胞不同的活动方式与结果。任何不利因素影响其中任何一种活动方式正常进行,必将导致相关的骨疾病。成年期骨的生长与构型活动即基本消失,而骨的重建活动则终身不停。

(二)骨重建与骨转换

骨在发育成熟之后,生理状态之下,骨内的破骨细胞与成骨细胞不再发生单独的活动,它们总在一个重建单位(bone remodeling unit,BRU)中以一种偶联的方式活动。一批破骨细胞形成并附着于骨的表面上,吸收一定数量的骨质,形成一个吸收陷窝,也叫郝氏陷窝,破骨细胞即消失,成骨细胞出现在吸收表面上,并制造新骨,此时的骨表面称为形成表面。当吸收陷窝被填平时,成骨细胞变为梭形,失去成骨活性,贴附于表面上,称为衬托细胞。这一过程又称骨重建过程。它是多种细胞在骨表面的某一个部位的活动过程,称为基本的多细胞单位(basic multicellular unit,BMU),也叫骨重建单位(basic reconstructive unit,BRU)。这一过程的结果使一部分骨质得以更新,称为骨转换,并形成一个新的基本结构单位(basic structure unit,BSU),也叫骨结构单位。

骨重建发生在骨内膜表面、骨小梁表面、哈弗斯管表面及骨外膜表面上。生理状态下骨内膜及骨小梁表面积的10% ~20%进行着重建活动。据推算,每一瞬间骨内的表面上有10^5 ~10^6个 BRU 在活动着。每个 BRU 都遵循特有的生理机制发生、进行和结束。破骨细胞形成、募集并贴附于骨表面,标志着一个 BRU 的开始,称为它的激活期,破骨细胞吸收一定量骨质而消失,为吸收期,正常人体的吸收期约为1个月。在成骨细胞出现之前与吸收期终止之间的一段时间称为逆转期,目前对转换期的生理有许多研究。当成骨细胞出现在吸收陷窝表面上至陷窝被新骨填平,成骨细胞变为衬托细胞之间的时间称为形成期,正常人为3 ~4 个月。BRU 一旦激活,则依照上述顺序进行至完成,不可能终止,其顺序也不可能颠倒。一般而言,吸收与形成的骨量大致相当。

一生中骨质需要不断地更新,研究表明每个骨结构单位约3年更新一次,BRU 为实现更新的唯一方式。由于不断地载荷,骨内经常发生着微细损伤,它可以激活 BRU,进而实现微细修复。生理情况下微细损伤与微细修复呈平衡状态。当两者失衡,前者多于后者时则为病理状态。所谓应力骨折则是后者衰竭,前者积累的结果。

每单位时间内(一般以每年为单位)被激活的 BRU 数量称为激活率。激活率高低代表组织水平,乃至器官水平上的骨转换高低。骨重建生理学研究阐明了 BRU 的过程,然而对其调节机制尚未完全清楚。破骨细胞、成骨细胞的形成、数量,每个细胞的生理活性，破骨细胞的消失，成骨细胞的相继出现，它们之间的偶联机制以及每个时相的长短等无疑为 BRU 过程的重要环节。BRU 的正常进行是维持骨结构与功能完整性的必要条件，而它的异常则是某些骨疾病的病理基础。甲状旁腺功能亢进症时，由于体内甲状旁腺激素（parathyroid hormone，PTH）过高，刺激 BRU 激活率及破骨细胞功能，出现骨质疏松，此时 BRU 小的成骨细胞制造的新骨为编织骨，所以它被称为纤维囊性骨炎。绝经后快速骨丢失则是因为雌激素水平下降，骨的 BRU 激活率升高而出现高转换及重建负平衡（吸收骨量大于形成）的结果。降钙素、二磷酸盐之类药物具有抑制 BRU 激活和破骨细胞吸收活性作用，可以暂时地降低骨转换，减缓骨量丢失，但是它们对 BRU 过程的调节作用尚未肯定。

第二章 骨折的愈合与愈合不良

第一节 骨折的愈合

一、愈合过程

骨骼的愈合过程是一个“化瘀、再生、愈合”的过程，一般分为3个阶段：血肿结合期、原发性骨痂期和骨痂转化期。

（一）血肿结合期

骨折后，骨本身及其邻近组织的血管破裂出血，骨表面形成血肿，伤后6~8 h血肿可凝结成血液。该区域出现在骨折末端，长达数毫米，骨折之间的坏死组织迅速引起剧烈疼痛，然后血管扩张和血液渗出，导致骨骼局部水肿、许多炎症性疾病等。白细胞和吞噬细胞迁移到伤口部位。急性炎症过程在伤后1周左右，随着血肿内纤维蛋白的渗出，毛细血管的增生，成纤维细胞和吞噬细胞的侵袭，血肿正逐渐准备形成肉芽组织。组织、纤维、软骨和未成熟的纤维软骨之间的连接，开始将破碎的骨头连接在一起。同时，骨折附近骨膜中的成骨细胞在伤后24 h内活跃增殖，并逐渐向骨折部位延伸增厚，骨内膜的变化相似。这时，如果愈合不好，可以通过人工修复、外部调整或牵引引导进行修复。

(二)原发性骨痂期

成骨细胞在骨内膜和骨膜中的生长在断骨的内膜和骨膜中形成组织,并逐渐形成新骨,称为膜内化骨。随着新骨的增多,逐渐长到靠近皮质骨内侧和外侧的断裂端,并合并形成梭形,分别称为内骨痂和外骨痂。断骨和髓腔内的组织也逐渐转化为软骨,随着软骨细胞的生长和钙化而骨化,称为内化软骨,在骨折部位形成髓外愈伤组织和髓内骨疾病。两部分骨痂相遇后,第一个骨痂继续钙化并逐渐加强,当达到足够的肌肉收缩和成角、剪切和旋转力的抵抗力时,骨已达到临床愈合,通常需要 4 ~ 8 周。此时 X 射线片显示骨折线模糊,通过骨折线有连续连接,可进行外治,加强患肢活动。如果此时发现骨骼骨折对位线不好,很难通过退缩和向外调整来改善骨骼的位置。

(三)骨痂转化期

原始骨痂继续增生,骨小梁逐渐增多,排列逐渐规则致密,骨折部位成骨性连接,这个过程通常需要 8 ~ 12 周。根据“模型适应其力学需要”的规律,塑形重建开始,过程是成骨细胞和破骨细胞的整合。破骨细胞通过骨基质中的通道,然后新血管长入其中。成骨细胞形成新骨(哈弗斯系统),网状骨被真正的皮质骨取代。根据手术需要,去除多余的骨,沿线形成新骨,最终骨折线在组织学和放射学上完全消失。

二、临床愈合与骨性愈合的标准

掌握临床愈合和骨性愈合的标准,有助于确定外治的时间和药物。

(一)临床愈合标准

(1)无局部压痛,无慢性疼痛。

(2)无局部差异。

(3)X 射线片示骨折线模糊,骨折线处有骨痂延伸。

(4)工作试验,在外固定的情况下,上肢可水平承受 1 kg 的重量1 min,下肢可连续行走 3 min,不少于 30 步。

(5)连续观察 2 周骨骼无变形,观察第一天为治疗日。以上第(2)(4)项必须慎重考虑,以不变形为原则。

(二)骨性愈合标准

(1)有骨愈合条件。

(2)X 射线片显示骨小梁穿过骨折线。

三、影响愈合的因素

骨愈合是通过骨组织细胞的自我修复完成的,因此几乎任何内源性或外源性因素都会影响细胞的新陈代谢,促进或延缓骨愈合。影响骨愈合的因素有很多,可以分为两种:全身和局部。

(一)全身因素

1. 年龄

骨愈合的情况与年龄密切相关。儿童有组织再生能力,表现良好,骨愈合较快,如股骨干骨折愈合时间儿童只有 1 个月左右,成人可达 3 个月,成人较慢。

2. 健康情况

强身健体,气血旺盛,有利于骨愈合;反之,长期生病,气血虚弱,如糖尿病、营养不良、钙磷代谢紊乱、骨质软化、癌症或严重的骨痛等会导致骨折愈合缓慢。

3. 激素的影响

生长激素可以促进骨愈合,而甲状腺素、降钙素、胰岛素、维生素 A、维生素 D、合成代谢激素在实验中可以促进损伤恢复,但在临床实践中,没有多少资料表明两者有关。皮质类固醇可引起缺血性坏死并影响骨愈合。

(二)局部因素

1. 断面的接触

断面接触面积越大,修复越容易,而断面之间的接触越小修复越困难,所以修复后,对位好的患者恢复得快,对位不好的患者愈合缓慢,螺旋形和斜形骨折比横行骨折愈合得更快。如果肌腱、韧带、筋膜等软组织附着在骨折端,或端部骨折因过度竞争而分离,会影响骨与骨的接触,治疗会更加困难。

2. 断端的血供

组织再生需要充足的血液供应。灌注良好的松质骨骨折愈合较快,而灌注不良部位的骨折愈合缓慢。例如,胫骨干中下 1/3 的骨折可能由于远端血液供应不良而导致愈合延迟。股骨头的血供主要来自关节囊血管和圆韧带,下段骨折后,由于血供不畅,股骨头缺血性坏死的发生率增加。舟骨的滋养血管从结节部和外侧中部进入,骨折后,近端供血不足,骨折易发生缺血坏死。

3. 损坏程度

骨缺损较大或软组织损伤严重,断端有巨大血肿的骨折,愈合速度慢。骨膜的完整性对骨折愈合也有较大的影响。

4. 感染

感染会改变 pH 值、白细胞酶的存在等,从而阻碍血肿的形成,也会因局部血管栓塞导致局部血流阻塞。重症感染患者由于血供减少、成骨能力减弱、局部炎症性充血可导致骨折端吸收障碍,导致愈合失败。

5. 与治疗有关的因素

手术损伤的程度、操作或手术技术的掌握程度、植入物引起的局部血流变化、内固定或外固定的类型、固定强度的程度及损伤后刺激骨形成的因素,如植骨、BMP、电刺激等均影响骨折愈合。

第二节　骨折愈合不良

一、畸形愈合

骨折畸形愈合是指骨折的骨骼以重叠、旋转、倾斜的状态连接在一起，导致身体出现故障，也被称为“非功能位愈合”。

（一）病因

骨畸形愈合通常是由于治疗失败、固定不当或修复工作不佳、固定整复不当或过早拆除固定物和不恰当的动作，以及重新移位骨端的粗心大意造成的。

（二）并发症

严重的畸形愈合可导致肢体运动障碍。例如，骨骼末端的角度和旋转会影响平衡和活动能力；重叠骨骼的影响和接近，这可能对腿部造成很大的影响；骨骼的角度、旋转和缩短。末端导致肌肉收缩和重力失衡，关节靠近会导致关节炎；关节内骨折的畸形愈合可导致关节活动障碍。

（三）治疗原则

1. 骨折后儿童骨骼发育矫形能力预测

（1）年龄越小，塑形能力越好；骺板接近闭合，能力越差。

（2）骨折越靠近骨骺（但骨骺本身没有损伤），受力可以变化；塑形能力越强。

（3）与关节方向在同一平面内的成角畸形矫正的可能性大，不在同一平面内矫正的可能性小。

（4）符合骨干生理弧度重建能力强，但不一致则能力弱（如股骨干骨折前倾角矫正比后倾角更容易）。

(5)缩短畸形可以通过骨骺的生长发育速度来矫正,但旋转畸形不易矫正。

(6)侧向移位畸形通过骨干自身的发育和塑形来矫正。

2. 辨证处理

对于13岁以下的轻微畸形患者,除旋转和角度大小外,一般可在发育期矫正,无须治疗。如果畸形严重,如四肢缩短小于2 cm,成角大于15°,旋转大于30°,影响四肢功能,不分年龄,都应尽早治疗。治疗可根据骨折畸形的严重程度、治疗的部位和稳定性采用骨处理、手术截骨术或切开复位、骨移植内矫治等方式进行治疗。

(四)治疗方法选择

1. 手法折骨后整复

如果在伤后2~3个月内出现畸形愈合,由于骨痂尚未愈合,可在全身麻醉下闭合骨折处,然后重新调整治疗,使骨愈合在更好的位置上。有时很难达到解剖对齐,甚至在手法折骨的情况下,骨折折断的地方不一定在骨折部位,但是通过折骨,肢体的生理轴会恢复,角度和旋转得到矫正,恢复长度,即实现"功能复位"或"功能矫形"。此法的要点是靠近中部的长骨干畸形愈合,关节畸形愈合或儿童骨骺不宜采用,以免损伤关节周围的韧带和骨骺。

2. 手法折骨的方法

成人受伤后2~3个月,骨干骨折虽已愈合,但较脆弱,可再次用手法折骨,将旧骨化成新骨,再愈合。但由于儿童的发育比较快,骨痂通常在受伤后2~3个月就比较结实,这时很难使用手法折骨,骨折很难愈合。

手法折骨过程中,患者仰卧,上肢采用臂丛神经阻滞麻醉,下肢采用腰麻或硬膜外麻醉。医生用双手调整骨折的接近度,双手紧紧握住骨折的部分。感染和愈伤组织桥的接近断裂。在扭转过程中,经常听到愈伤组织桥断裂的声音。重复几次,直到末端被打破。之后按照断骨原有的角度方向来回折叠，将骨痂周围完全折断，直至骨折远端和近端完全松动。如果骨折愈合良好，不能用上述方法折断，就用一个三角木墩，上沿用棉花包好，作为折骨的支点，患者双手紧握骨折远近端，尽量靠近骨折端，肢体被身体和手的力量轻轻按压，再次断开变形骨骼之间的连接。折断时，一般先折断凸侧骨痂，再折断凹侧骨痂。折断骨头时，用力一定要稳定，要特别注意保护皮肤不受损伤，切不可使用暴力，以免周围出现新骨头。

手法折骨后，可进行复位、固定、手术及内科治疗。但旧骨折断后，其愈合过程较新骨慢，应适当延迟牵引固定时间。

3. 手术切开治疗

畸形愈合非常牢固，当无法手动完成时，可以进行手术治疗。但是，应注意什么时候该切开矫形，什么时候做的比较好，应该仔细鉴别。比如小儿骨骼的关节，往往会影响骨骼的生长，造成骨骼畸形，因此有必要早期治疗（早期手术无法预防由于骨骺本身受损导致的晚期生长畸形）。另外，有些神经损伤可以得到有效的治疗。但在关节附近，骨折畸形愈合造成内翻或外翻，很难决定是否进行手术，畸形虽小，但后期出现问题的可能性还是存在的，不需要早期手术，但通过使用可以看到效果。预后有两种，有的长期不出现问题，有的逐渐出现早期症状，如果发现早期症状，应立即手术，不可耽误。当然，应仔细评估各种畸形（如侧向位移畸形、成角畸形、旋转畸形、缩短畸形等）治疗引起的功能障碍，然后采用不同的矫形方法，以恢复问题肢体功能，达到满意的水平。

二、迟缓愈合

治疗后，骨折骨经历了同类骨最长的治疗期，仍有肿胀、压痛、慢性叩击痛、功能异常、功能障碍。X 射线片显示愈伤组织生长缓慢，并且没有连接。骨折端无硬化，骨腔仍敞开，称为骨愈合缓慢。

（一）病因

骨愈合缓慢通常是由于过度拉伸、多种愈合方法、复位、内外修复不当、特定骨位置、骨末端软组织包埋、骨供血不良、功能差、骨质丢失、手术过多的剥离损伤骨膜、髓腔阻塞、组织环境破坏或疾病、营养不良、精力不足等引起的。

（二）治疗方法选择

软骨会慢慢愈合，如果处理得当，它们的治疗方法可以改变，仍然可以达到最终的骨结合。因此，在治疗过程中，建议纠正病因，去除影响骨质破坏的因素，为骨愈合创造有利条件，内服外用，骨骼才能完全愈合。如果断骨分离，牵引力过大，应立即减轻牵引重量，配合断端嵌入或闭合。若处理不当，如外部矫正设备无法控制端部骨折，不适合骨修复工作（扭转、成角、剪切），骨骼端部受到扭转、成角等其他作用力，时间长了，导致分离。在表面，软骨和纤维组织主要由碎片组成。对于这些情况，只要骨骼之间的关系良好，就可以通过局部外部矫正来控制断骨的角度和扭转运动。患者通过自身的锻炼，能够利用肌肉的内在动力稳定骨折部位，这种关系和持续的挤压作用可以使骨骼缓慢愈合。感染会延迟愈合，但只要伤口引流得当，用有效的抗生素和中药控制感染，骨折就能愈合。

（三）预防方法

防止骨愈合缓慢的方法是了解骨骼的结构，了解骨骼和运动的趋势，尽量避免不必要的手术，采用无创、无痛的早期愈合。病情稳定好转后，应鼓励患者及早锻炼，以消除骨愈合的负面影响，改善骨愈合的过程，避免延误治疗的不良反应。如果骨折中间有残余骨组织，应在复位的同时用手法去除，必要时手术切除。

三、不愈合

骨折不愈合是指骨功能停止，断骨末端已形成关节，X射线片显示末端骨折分离，间隙大，末端骨硬化或萎缩松动，骨髓腔闭合，一般治疗不能连接。

（一）病因

1. 骨折本身情况不好

如大块骨头缺失、大块软组织剥离。

2. 妨碍骨愈合的应力干扰

例如来自肢体重力或骨骼末端肌肉收缩力的成角、扭转和剪切应力。

3. 感染

骨骼本身和断骨周围软组织的感染。

4. 其他

（1）骨折端复位效果差，骨折处有软组织、血栓，功能差。

（2）人为影响：如反复再生、手术引起的大面积骨膜剥离、骨板和螺钉的反应、相互作用过多、神经血管受损等。

（二）治疗方法选择

在上述情况的影响下，骨愈合的工作已经停止，如果没有有效措施，骨折将难以修复，因此应进行手术。为了达到预期的效果，手术前必须考虑以下条件：

（1）骨周围应有接近正常的组织和皮肤覆盖，若有硬化性瘢痕，应先行植皮或物理治疗，以利于生长。

（2）清除伤口的能力。只有在伤口愈合 2 ~4 个月后，才有可能感染。

（3）对骨附近有僵硬和肌肉萎缩的患者，术前应进行关节活动，以改善萎缩僵硬的肌肉关节的功能。

（4）术中应清除断骨的瘢痕组织和硬化骨，并在骨髓腔内钻孔，使骨完全填塞。

（5）矫正畸形、强力内固定或加压固定器固定。

（6）植骨量应丰富，去骨与皮质骨配合使用，术后需外用治疗。

第三章　上肢损伤

第一节　上肢损伤的基本治疗方法

一、上肢骨折

骨折治疗包括复位、固定、功能锻炼和药物等辅助治疗。在治疗过程中，必须贯彻整体和局部兼顾、固定与功能相结合（动、静结合）、骨与其周围的软组织并重；充分调动患者的主观能动性，使之积极配合治疗。对于移位性骨折，复位效果越好，固定越稳定，才能及早进行无痛的功能锻炼，从而促进血液循环和骨折愈合。

发生移位的骨折应考虑整复复位。骨折复位方法包括手法复位、持续牵引复位和切开复位 3 类方法。至于选用何种方法治疗，须结合伤员的年龄、全身情况、骨折性质、类型和移位等具体情况来决定。临床医师只有熟悉骨折的分类和各种疗法的特点及伤员的具体情况，才能选择好的或适当的治疗方法。

（一）手法复位外固定

1. 适应证

主要适用于复位后稳定性骨折。

2. 整复时机

原则上要求越早越好，最好在伤后1～4 h内进行，此时局部肿胀不严重，肌肉挛缩小，复位较容易，有利于骨折的迅速愈合和功能恢复。但如伤员有其他严重合并伤，或有特殊情况需要抢救处理，应从整体出发暂缓复位和固定，只做临时处理，待全身情况许可时再进行复位。

3. 复位要求

（1）尽可能解剖复位：正确复位是骨折愈合和功能恢复的基本条件。因此，只要条件可能，要力争达到解剖复位，但手法复位实际上常不能达到此要求。通常骨折愈合后功能未受影响或影响较小，称为“功能复位”。这是骨折复位的最基本要求。必须注意，有些不稳定的骨折，如果只关注解剖复位，重复手术或不必要的切开复位会加剧组织损伤，增加患者痛苦，对骨折愈合和功能恢复不利。

（2）根据年龄、骨折部位和类型复位。

1）儿童在发育期，骨生长旺盛，富有代偿力，轻度短缩或成角，可在发育过程中自行塑形矫正。但儿童的骨骺骨折，如有移位则需正确复位和及时治疗。

2）一般成年人长骨干要求纠正成角、旋转和重叠，特别要重视长骨的轴线，骨折面只要有1/2，甚至1/3的接触也能达到功能愈合。但长骨接近两端关节部位的骨折，则要求接近解剖复位。

3）关节内骨折要解剖复位才能达到较满意的功能恢复。

4）上肢骨折中，肱骨骨折复位标准可以宽些，但前臂尺、桡骨折复位则要求很高。应尽量恢复骨间膜的正常宽度，否则前臂旋转将会发生障碍。

4. 麻醉

目的是解除患者的疼痛，避免因疼痛而引起肌肉痉挛，有利于骨折整复。一般采用局部麻醉，即用普鲁卡因5～20 mL，直接注入骨折处血肿内。上肢骨折可用臂丛神经阻滞麻醉,年龄较小不易合作的儿童亦可用全身麻醉。

5. 术前准备

(1)制订复位计划:根据 X 射线片,了解损伤类型、位移、程度、是否有重叠、角度畸形。仔细触诊以确定四肢骨折的位置并制订复位计划。

(2)伤腿位置:根据骨折间隙,将伤腿关节置于适当位置,使伤腿周围肌肉处于同一状态,并矫正角度和骨的旋转位移。远端骨折节的纵轴与近端骨折节的纵轴对齐,使两个骨折节的纵轴相同,以利于人工复位。上肢骨折手法复位的适中位置为:肩关节外展 90°,前屈 30°~45°;肘关节屈曲 90°;腕关节为 0°。

(二)牵引和对抗牵引

将伤肢放在适中位置后,沿近端骨折纵轴,做适当牵引和拮抗牵引,以消除骨周围肌肉的张力,纠正骨折端的短缩移位,并同时纠正骨折端的成角及旋转移位,有利于手法整复骨折端的侧方移位。

1. 复位手法

骨折复位的手法很多,常用的有以下 3 种。

(1)牵引加压复位手法:在持续牵引过程中,术者用双手掌向两端骨块变化的方向施压,可矫正末端骨折的变化,完成末端复位。

(2)牵引骨折成角复位:多用于牵引加压复位手法未能奏效者,或为横行骨折端不整齐用牵引加压不易整复者。术者双手握住两骨折端,用两拇指将两骨折端向致伤力方向推,并弯曲成一定角度,使两骨折端边缘相互碰撞作为冲击支点,然后拉直,骨折即行复位。但使用这种方法须小心,以免损伤周围血管神经。

(3)回旋复位手法:对于背靠背移位斜行骨折,无法用上述两种法进行复位,应用手分别握住断骨的远端和近端,按断骨的方向，用旋转法调整背靠背移位，然后按上述程序进行复位。

2. 效果判断

常规 X 射线检查可通过对肢体进行成像、触诊骨折部位、沿肢体长轴挤压而不缩短进行。

3. 固定方法

骨折复位成功后必须采用外固定来继续维持良好的对位，直到骨折愈合。

(1)石膏绷带固定：石膏绷带用于固定骨折已有 130 年的历史，至今仍是一种有效的修复工具，是矫形外科医师都必须熟悉的。它的优点是使用方便，造型好，三点固定原理易于维护，适用于身体多处骨骼的固定。由于固定较确实，术后照顾简便，因而适合需要长途后送的骨折伤员。常用的石膏类型有石膏托、石膏夹板和管型石膏。

(2)小夹板固定：可采用工厂特制的成套小夹板，也可用自制的小夹板，配合各型纸垫做固定材料。小夹板固定的原理是通过两点或三点着力挤压，外用 3 ~4 条布带捆扎，防止骨折端移位。

(3)热塑夹板固定：是一种新的规定材料，具有加热可塑性，冷却后定型的特点，该材料具有轻便、防水的优点，但价格较昂贵。

(4)骨穿针用骨折外固定器固定：对于骨干部的粉碎性骨折、多段骨折、开放性骨折和伤口感染需要换药者最为适用。

(三)皮肤持续牵引与固定

对于某些不稳定性骨折和肌肉强大部位的骨折，常常在手法复位后立即用外固定不能达到满意的效果。特别是局部有烧伤、擦伤、严重肿胀的情况，较好的办法就是选用持续牵引治疗，持续牵引不仅有牵引矫正重叠、成角、旋转畸形的作用，同时还有克服肌肉痉挛，解除疼痛，减少肢体活动的固定作用，与抬高伤肢促进血液及淋巴回流的消肿作用。

1. 适应证

适用于小儿、老年体弱者,皮肤必须完好。

2. 牵引方法

借助于胶布贴在伤肢皮肤上,通过肌肉在骨骼上的附着点,牵引力传递作用于骨骼上,胶布远侧跨过小方木板(扩展板),木板中心穿过绳索,然后通过滑轮装置,悬吊适当重量进行牵引。

3. 注意事项

(1)牵引重量一般不得超过5 kg,否则拉力过大,皮肤易被扯伤或起水疱。

(2)牵引时间一般约为2周,时间过长,因皮肤上皮脱落而使胶布粘贴不牢。如需继续牵引,宜更换新胶布继续牵引。

(3)牵引期间应定时检查肢体长短,调整重量和体位,防止过度牵引。一般要求3~5 d内肢体消肿时即能纠正重叠和畸形,牵引2~4周待骨折已有初步纤维性连接,不再发生移位时,即可换为小夹板或石膏固定,以免患者卧床太久,不利于功能锻炼。

(四)骨牵引与固定

1. 适应证

(1)成年人长骨不稳定性骨折(斜行、粉碎)与肌肉强大容易移位的骨折。

(2)骨折部皮肤损伤、擦伤、烧伤、部分软组织缺损或有伤口时。

(3)开放性骨折感染或战伤骨折。

(4)患者合并胸、腹或骨盆部损伤者须密切观察而肢体不宜做其他固定者。

(5)肢体合并血液循环障碍(如小儿肱骨髁上骨折)暂时不宜其他方法固定者。

2. 牵引方法

在骨骼上穿过Kirshner针或Sternan钉,连接牵引弓和绳子、滑车、支架等系统装置。因牵引力直接作用于骨骼，可用比皮肤牵引拉力大 5～6 倍以上重量，以对抗肢体肌肉痉挛收缩的强大力量，在牵引的同时还可局部加小夹板矫正侧方移位。上肢常用骨牵引部位为尺骨鹰嘴。

3. 注意事项

（1）经常检查牵引钢针处有无不适，如皮肤绷得过紧可适当切开少许减张，穿针处如有感染，应设法使之引流通畅，保持皮肤干燥，感染严重时应拔出钢针，更换位置牵引。

（2）牵引重量不宜过重，下肢肿胀减退后，可适当减轻牵引重量。

（3）牵引开始数日，应从透视角度观察骨骼发育情况及其与周围组织的关系，定期或少量调整体位并加用绷带进行治疗。

（4）骨牵引时间一般为 4～8 周。

（5）牵引过程中应鼓励患者进行功能锻炼，防止伤肢及未牵拉肢体的肌肉萎缩，关节僵硬。

（五）切开复位与内固定

1. 适应证

（1）因肌肉收缩骨折端不易用手术复位对合者，如髌骨骨折、尺骨鹰嘴骨折。

（2）骨折端有软组织嵌入，手法不能使骨折复位者。

（3）关节内骨折，手法复位不能达到关节面平整，或手术治疗易获较好疗效者，如肱骨外髁骨折。

（4）合并有神经或血管损伤需手术治疗者。

（5）经多次闭合复位达不到功能对位者，如某些尺骨、桡骨双骨折。

（6）骨不连或陈旧性骨折畸形愈合并影响功能者。

（7）清创彻底，感染机会较少的开放性骨折。

2. 方法

手术显露骨折，在直视下进行复位，并用内固定器材如不锈钢制的接骨板、螺丝钉、Kirshner针、钢丝或髓内钉固定。其优点是可以达到解剖复位和术后早期肢体活动。但是，这种固定只是暂时的，因螺丝钉和钢板对骨质有压迫作用，部分骨细胞将会死亡和吸收，时间稍长螺丝钉发生松动，即不能再维持复位的良好位置，再加上肌肉的收缩和不适当的活动，可造成骨折处的成角畸形。有时由于钢板、螺丝钉、髓内钉承受压力而发生金属疲劳性折断。所以应根据实际情况，另加用外固定，直到骨折愈合。

3. 注意事项

切开复位常比闭合复位需要更多的外科技术和手术经验，相对于复位，手术本身出血较多，组织损伤较多，有时还会出现一些感染，它会给受伤的人增加一些痛苦。手术中分离组织、去除骨膜，必然会导致骨折部位流血，愈合时间会比复位时间长。所以必须严格掌握切开复位适应证。

二、关节脱位的治疗原则

（1）尽早复位。关节脱位早期，局部肿胀不严重，恢复容易，功能恢复快且好。

（2）复位应在麻醉下进行。

（3）复位必须根据关节的类型、方法、位置和关节区域内的身体进行牵引和反牵引，或杠杆或交替或抬高，等等，可使脱位的关节整复。然后在关节的各个方向进行小活动，让已经挤入关节的组织恢复到原来的位置，便于修复。

（4）复位后对关节进行固定治疗：一般3～4周，使破损的关节和组织能够得到适当的修复和愈合。

（5）加强伤肢功能的活动：待关节恢复稳定后，可在无痛时开始伤肢功能训练，防止关节不灵活和肌肉萎缩。

(6)对手法复位有问题的人,要及时查明原因,对合并骨折的人给予适当的处理,同时要对断骨进行修复。

第二节 肘关节肱骨端损伤

一、肘关节解剖生理

肘关节是连接前臂和上臂的复合关节,对完成腕部和手部功能、调整肢体位置及保持行走时平衡有重要作用。

(一)骨性结构

肘关节由肱骨下端、桡骨头和尺骨末端及肱尺关节、肱桡关节和桡骨近端组成。3 个关节包含在一个关节囊中。

1. 肱骨

(1)肱骨末端平而宽,前有冠状窝,后有鹰嘴窝,两窝之间有一细骨隔开。两侧形成尺骨骨峰和桡骨骨峰,前者的皮质致密凹陷,桡骨骨峰较为突出,骨皮质较薄。

肱骨关节端,内侧是滑车,即内侧髁,是前臂屈肌腱的附着点;侧面是肱骨头,即外侧髁,是前臂伸肌腱的附着点。它在肱骨滑车和小头之间有一个小关节,桡骨头进行伸展、屈曲和旋转运动。中线和后线连接成与纵轴呈 30°~45°的夹角,滑车在肱骨干前面,尺骨鹰嘴也向前,有利于肘部发力。由于肱骨滑车的桡侧低于尺侧,相差 5~6 mm,滑车的关节面倾斜,肱尺关节也倾斜。因此伸展肱关节时,形成外翻角,即抬起角,男性 5°~10°,女性 10°~15°。

(2)从生物力学上看,鹰嘴窝和滑车将肱骨下端分为中柱和外侧柱。外侧柱的远端为小头,中柱的远端为肱骨内上髁。50% 的肘伸屈稳定性是由滑车和鹰嘴窝的相互支撑来控制的,滑车的内侧和外侧边缘可以增加关节的稳定性。在肱骨下端的手术修复中,必须非常注意恢复滑车的正常位置,恢复面部关节而不使其变窄。虽然内侧线和外侧线很窄,但指甲治疗也可用于老年或骨质疏松症患者。

(3)肱骨远端骨折治疗不当常导致肘关节功能丧失和永久残疾,因此成年人应接受骨科手术和治疗。

2. 桡骨

(1)桡骨头顶端为浅碗状凹陷,四面被软骨覆盖,顶端与肱骨头形成肱桡关节,尺骨上端由鹰嘴和尺骨组成。主峰分离骨,对应滑车中心,半月板关节面与肱骨滑车汇合,形成肱尺关节。由于肱骨滑车沟从前面看是垂直的,从后面看它是向远端和横向倾斜的,形成一个螺旋形,鹰嘴切迹的相应关节面倾斜。因此,当肘部伸直时,前臂移离肱骨轴线并产生上抬角,而在屈曲时,前臂会因直的滑车槽而向肱骨轴线弯曲。测试提升角度时,重要的是将肘关节放置在延伸部和手臂外侧之间,以便准确测量。

(2)桡骨小头外侧关节面与尺骨桡侧切迹形成桡尺外侧关节,由延伸至尺骨桡侧切迹前缘的环状韧带包围并稳定。

3. 肘关节表面标志

它只表现在肘部的骨质突起上。当肘关节伸展时,肱骨中、后髁的 3 个点与尺骨鹰嘴尖端呈一条直线,当肘关节呈 90°时三者形呈等腰三角形,这种特征性骨征对肘部损伤的诊断很重要。

(二)儿童时期肘部骨骺

儿童肘部骨化区较难,了解各个骨化区出现和闭合的年龄对于诊断和治疗非常重要。

1. 肘部骨化中心

肘部骨化中心共 6 个,肱骨远端 4 个,即内侧髁(滑车)、肱骨外侧髁(肱骨小头)、内上髁和外上髁。此外,桡骨头和鹰嘴各有一个骨化部位。骨化部位最早出现的是肱骨小头。

2. 骨骺

在骨骺生长的过程中可能会发生一些变化和不良反应，在四肢两侧可能是相同的或不对称的。在分析 X 射线信号时，有必要注意双侧 X 射线片的对比度。

(三)肘关节囊及其周围韧带

肘关节囊附着于冠状前窝的上缘和鹰嘴窝的上缘，关节囊两侧的肱骨内侧，外上髁，半月切迹的下侧，外侧部与环状韧带连接。关节囊中的滑膜层靠近关节囊的纤维层。脂肪组织充满肱骨底部的冠状窝和鹰嘴窝。肘部受伤或发炎时，出血或渗出液会抬起脂肪垫并出现在侧位 X 射线片上。

肘部的肱尺关节是一个蜗状关节，主要起伸屈作用，所以前后关节囊较为浅薄，又称肘关节前后韧带，由肱二头肌和肱三头肌腱分别加强。关节囊的两侧都很结实，各自形成侧副韧带。桡侧是桡侧副韧带，起自肱骨外上髁，止于桡骨环状韧带，防止肘关节内收，稳定桡骨头。尺侧副韧带位于尺侧，呈三角形，从内上髁向下呈扇形延伸至冠状突和鹰嘴，保持关节稳定，防止肘外翻。半径的环带，如前所述，环带占整个圆周的3/4～4/5。圆环上开口大，下开口小，容纳桡骨头，由于环带的弹性，桡骨头在不同的旋转位置也能保持一定的张力，保持半径头的稳定性。

(四)肘部肌肉及肘关节运动

肘部的主要功能是伸展、屈曲和旋转，活动范围不仅影响骨骼，还影响前臂的肌肉和部位。

1. 肱肌和肱二头肌

作为屈肘的主要肌肉，肱二头肌也有很强的旋后作用。肱桡肌、旋前圆肌和桡侧腕长伸肌有助于肘屈肌和前臂旋前。肱三头肌和肘部腘绳肌是伸肘的主要肌肉。测试结果表明，肘屈肌的力量大于肘伸肌，前者约为后者的1.5倍。肘部伸展和屈曲的活动范围为135°～140°，通常屈曲140°，伸展0°。肘的伸屈运动轴在肱骨干长轴与前臂尺骨长轴夹角的平分线上，发力时运动轴略有变化。

2. 肘关节旋转

通常通过肱桡关节进行。肱桡关节有两个运动轴，一个是伸屈运动的横轴，与肱尺关节的运动轴相同；另一个是前臂的旋转轴，分别穿过桡骨头和尺骨头。肘部的伸展和屈曲运动与前臂的旋转通常是联合的，运动过程是一个复杂的生物力学效应。

二、肱骨髁上骨折

肱骨髁上骨折定义为肱骨远端中部和后部上方的骨头。多发生于儿童，在儿童的肢体骨折中占 3% ~7%，在肘部骨折中占 30% ~40%，直接型占 90%。最常见的年龄是 5 ~12 岁。近年由于暴力事件的不断攀升，成年人肱骨髁上骨折也大幅增加，但在治疗上与儿童此类骨折有一定差别。

如果处理不当，肱骨髁上骨折容易出现 Volkmann 缺血性肌肉挛缩和肘内翻畸形。虽然已经开发和改进了很多方法，Volkmann 缺血性肌肉挛缩有所减少，但肘内翻畸形发生率仍较高，修复时必须进行严密的观察和定期检查。

（一）新发生的肱骨髁上骨折

1. 损伤机制及类型

肱骨髁上骨折常发生在运动损伤、生活损伤和车祸中，都是间接暴力造成的。不同类型的骨损伤机制不尽相同。骨折一般分为伸展型、伸展尺偏型、伸展桡偏型和屈曲型。

(1)伸展型：跌倒时，肘部半屈，手掌着地，地面的反作用力由前臂传至肱骨下端；在上部的骨头。肱骨踝部，骨折端前移，端部倒置。骨折线的方向是从后向前倾斜。位置剧烈变化时，骨折近端常损伤肱前肌，损伤肱动脉。骨折末端损伤的神经主要是正中神经和桡神经。

(2)伸展尺偏型:外力来自肱骨髁前外侧,肱骨髁受力,使肱骨髁上骨折远端向尺侧和后侧移动。内侧骨可能被部分压缩,而外侧骨膜可能完好无损。此类骨头应向内向后移动,骨折时应固定,以免肘内翻畸形。

(3)伸展桡偏型:外力从肱骨髁前内侧施加,骨折后,断骨端径向外向后移动;这种类型的骨折不易导致肘内翻畸形。

(4)屈曲型:肘部屈曲,肘后部着地。外力由下向上,尺骨鹰嘴直接撞击肱骨髁,造成髁上部损伤。断骨远端前移,近端后移。骨折线从前到上,从后到下倾斜。

2.临床表现

肘关节肿胀,功能障碍,压痛明显,限于肱骨髁上部。肘关节骨性标志倒等腰三角形保持正常。可触及骨摩擦感和异常活动。X 射线征象通常比较明显,但应与儿童的肱骨远端全骨骺分离相区别。

3.治疗

患儿急诊入院后,要详细询问损伤病史,及时检查有无血管神经合并伤,结合 X 射线征确定骨折类型,备好手法复位及牵引用具。全身麻醉或臂丛麻醉。患儿侧卧于手术台上。对抗牵引下,先做远侧骨折端的侧方移位的整复,然后整复前后移位。

传统治疗肱骨髁上骨折并不强求解剖复位,以对线为准则。但是手法复位外固定或切开复位内固定后骨折远端前倾体的增加或减少直接导致肘关节变化的持续或限制,远端内侧或外侧导致内翻或外翻畸形。此外,由于复位或手术造成的灾难性损伤,再加上软组织损伤、撕裂、血肿或大面积瘢痕组织,可能导致肘关节功能衰竭。关节脱位可能导致手术。因此,手术治疗和非手术治疗都应避免组织损伤,并取得良好的效果。必须明确指出,迄今为止,传统手法复位对儿童肱骨髁上骨折仍是一种效果较好的治疗技术,不应随意摒弃。

(1)手法复位:骨牵引及外固定无移位或轻度移位的肱骨髁上骨折儿童,在急诊室处理,上肢石膏外展架固定后,回家休息,并定期到诊所进行复诊。所有患有严重肱骨骨折的儿童均住院治疗,采用复位、鹰嘴克氏针牵引和石膏外展固定的方法。其治疗步骤如下:

1)对于单纯伸直型左肱骨髁上骨折,术者应将左手掌压在鹰嘴背侧,右手压在近端骨折端上方的屈肌侧;可复位。

2)如果是左伸的肱骨尺侧偏斜的肱骨髁上骨,术者应用左手小鱼际触碰肱骨内侧髁,右手大鱼际触碰近端骨折端上方的桡骨。两只手使劲按压将外侧骨折端尺骨移位完全恢复,然后操作者左手转掌靠在鹰嘴背侧,右手转掌按压近端侧上屈,用两手相对按压,关节屈曲会改变前后位移。

3)在向左延伸的肱骨上骨折桡侧偏斜的情况下,外科医生用左手大鱼际接触肱骨外侧髁,右手小鱼际接触近端骨折的上侧和内侧,不可过度整复;然后操作者将左手在掌心旋转搁在鹰嘴的背面,右手在掌心旋转按压肱骨骨折近端的屈曲侧,两只手向前按压,向后位移,同时肘关节可以弯曲,完成复位。

4)如为左侧屈曲型肱骨髁上骨折,术者以上述手法复位侧方移位,然后以左手鱼际抵于骨折远侧端(肘窝部),右手鱼际抵于近侧骨折端的上方背侧,两手对挤加压并将肘关节伸展大于90°即可复位。由助手维持患者肘关节,并维持对位。将肩关节前屈90°,前臂与床面平行,消毒皮肤并铺巾,做尺骨鹰嘴克氏针牵引。送入病房后,做患肢尺骨鹰嘴持续牵引。牵引重量为2～3 kg。3～5 d肘部肿胀大部消退,做X射线检查。若骨折无移位即可行上肢石膏及外展架固定。如果骨折再移位者,需在麻醉下再按上次方法复位。有条件采用上肢螺旋牵引架复位,复位后立即用石膏固定,并于石膏定型之前加压塑型。摄X射线片复查,对位满意者拔除克氏针,加用外展架固定4～6周后拆除石膏及外展架并复查,开始功能锻炼。

(2)手术治疗

1)血管损伤探查术。合并血管损伤应早期探查,当肌肉缺血超过6 h,可引起永久性损伤。但需要注意的是,如果桡动脉脉搏消失,皮肤颜色和温度正常,使用手法复位后,脉搏可以慢慢恢复原状。因为这种并发血管损伤多为骨折近端的刺激使血管产生反射性痉挛而导致,另外机械压迫也可阻碍远端血液供应引起损伤。真正闭合肱骨髁上骨折引起血管断裂的病例较少。如考虑为肱动脉痉挛,密切观察末梢血液循环情况,如仍无改善,再行手术探查。探查手术的适应证应该是在骨折复位后抓住机会进行外科探查,而最终的手术适应证是严重、苍白、瘫痪、无脉搏、感觉异常和其他早期缺血性收缩。手术操作:臂丛或全麻下,取肘前正中S形切口。在肱二头肌内侧暴露正中神经和肱动脉。沿动脉方向逐渐暴露,必要时切断开肱二头肌腱膜。清除血肿,找出压迫动脉的因素。如动脉破裂则应行修补术,若动脉发生痉挛变细,则可用0.5%~1.0%普鲁卡因沿血管外膜封闭、用生理盐水热敷,通常可以恢复。移位的骨折在术中同时给予复位及内固定。

2)切开复位内固定。手术适应证:经手法复位失败者可以施行开放复位。手术操作:臂丛麻醉,手术取肘后正中切口,术中可显露尺神经并保护。暴露骨折端并将其复位,应用克氏针贯穿骨折远侧和近侧骨折端。注意避免尺神经嵌压损伤。针尾可以埋于皮下或埋于皮外。复位后克氏针固定方法有:内外交叉克氏针固定、外侧交叉克氏针固定、外侧平行克氏针固定。有生物力学测试结果表明,双侧交叉克氏针的抗压、抗脊柱侧凸、抗侧向位移和抗旋转能力均优于交叉克氏针组和横向平行克氏针组,可以最大限度地提高强度,应避免骨复位后骨折端的倾斜和旋转移位引起的肘内翻。虽然在肘关节发肿的情况下,在内部和外部克氏针的操作过程中存在尺神经中断,但经过细致的操作,可以避免尺神经的损伤。

上肢石膏固定在肘关节功能位。四周拆除石膏并拔除克氏针，进行功能锻炼。

(二)陈旧性肱骨髁上骨折畸形愈合

1. 发生原因

移位的肱骨踝上骨折未能治疗造成畸形愈合。如果早期得不到治疗，则后期肘关节内翻畸形和关节功能受到影响。当骨折后1～2个月时，移位的两个骨折断端已经连接，但不甚坚牢。可以采用"鱼嘴式"。此手术近年较少应用，但作为一种治疗技术，有时还可以应用。

2. 手术方法

臂丛麻醉，取侧卧位。患肢置放于胸前，取肘后外侧纵向切口。自肱骨外髁外剥离并暴露肱骨下端的两骨折断端，并注意剥离骨痂，但骨皮质不宜损伤。近侧骨折端游离后，将其凿成前后两瓣分开呈鱼嘴状。将骨折远端连同骨痂修整后嵌入鱼嘴里，在骨折近远端嵌插时，要有一定张力使之稳定。伸展肘关节，检查肘关节确无内翻或外翻。为确保对位稳定，骨折远端和近端也可用钢丝贯穿固定。然后，将修整下的骨痂填入截骨背面。术后上肢石膏固定于功能位，4～6周后拆除石膏，做功能锻炼。

(三)肘内翻

1. 发生原因

提携角的变化是儿童肱骨髁上骨折最常见的结果，发生率为25%～57%。肘内翻发病的临床时间可能是石膏去除后的1～3个月，随着孩子的成长和发育逐渐发生。

2. 发生机制

目前为大多数认同的原因，是由于骨折的整复不良所造成的畸形愈合。多数学者认为其原因是肱骨髁上两骨折端的内侧或外侧移位并不会导致提携角的变化；而远侧骨折端内翻或外翻成角移位则是提携角变化的主要原因。也有学者认为远侧骨折端向尺侧移位是导致肘内翻的一个重要因素。由于肱骨髁上骨扁平而薄，肱骨远端骨折端移向尺骨侧后，很难控制轴向骨折。尽管解剖结构是平行的，但由于末端骨折与肢体重力之间的接触很小，很容易使远端骨端向尺骨侧倾斜，导致肘内翻畸形。

（四）桡偏型骨折

1. 发生机制

桡骨不同骨折的远端移植或倾斜尺骨侧的机会较少，因此不容易产生内翻移位。若骨折端解剖对位，最终发生了肘内翻，可能有以下两种方式：①肘关节屈曲至90°进行复位矫正，不易观察肘关节承角变化；②治疗过程中肘部没有用外展架抬高，使远端损伤处石膏内的骨折发生向内倾斜畸形。此外，虽然远端骨折移位不是肘内翻的原因，但当远端骨折端旋转时，远端骨折即使距离近端很近，其断裂接触面也不稳定。由于肢体的位置和重力的作用，支点容易发生内翻和成角，这是内翻畸形形成的基础。有研究人员认为，肘内翻的发生不仅与复位有关，还与后续复位过程选择不正确有关。因复位后发育不稳，常使骨折复位错失机会，引起肘内翻。

近年来，在对肘内翻形成的研究中，有研究者称，尺骨皮质骨的骨折导致骨折端向尺侧倾斜，或者尺骨皮质的挤压就是肘内翻发生的原因其中之一。由于肱骨干从圆柱形到干骺端的平坦过渡处的髁上区域，这些区域的皮质骨很薄。根据解剖学特点，结合内侧髁上区受力易受压的生物力学特点，肱骨髁上区内侧皮质易受压的现象可以得到充分解释。

2. 手术指征

轻度肘内翻（抬高角丧失，内翻在10°以内），畸形不明显，无功能性障碍，无须手术治疗。阿隆索·拉姆斯将肘内翻分为三度，并认为只有第三度，即肘内翻超过10°，才有手术治疗的适应证。此外，肘内翻比较严重者、肘关节经常性疼痛及无力者应该通过手术矫正。对于那些肘部畸形影响外观的患者及父母积极要求的患儿,外科医生也考虑行手术治疗。

3. 手术时机

有学者认为,肘内翻是由于外伤引起,而非发育障碍造成,通过大量的随诊发现没有术后畸形逐渐增大的病史或术后逐渐复发的情况发生,对儿童肘内翻角大于20°以上应早期手术矫正。学龄前儿童手术截骨容易,内固定简单,骨的生长愈合快,手术效果明显好于大龄儿童。

肱骨髁上截骨术可以纠正其异常形状,但它经常改变肘关节的非物理性质,从而使与肱骨内髁和后髁连接的肌肉、韧带和关节囊等软组织的运动功能恢复正常。因此,平面截骨术不应过高或过低。最好的平面截骨术应该是髁上截骨术,它高于关节囊的附着(肱骨中上髁和后上髁上方)。校正角应为内翻角(通过测量的角度和在肘关节的整个伸展臂旋后位置拍摄的X射线片测量的角度是相互加强的)。应参考健侧的身体抬起角度,校正后的角度应防止缺陷或过度校正。

4. 手术方法

截骨术内固定是非常重要的手术。在肱骨被切开后,肱骨骨折端通常很难控制和替换。因此,一些医生使用金属板和螺钉进行内固定,以提高空间截骨术的稳定性。通常,在截骨术之前,根据之前的设计,将螺钉钻到肱骨桡侧二维截骨术的上下两侧,截骨并保留其中央皮质骨。矫正畸形后,用钢丝网拧紧螺钉,使其接近修复。

(1)标准切口:肘关节手术后使用该方法。肱骨髁的上部从肱三头肌到肱桡肌约3 cm。像截骨术修复一样,边缘的实际角度是手术前测量的内翻角度及健侧抬高角度。右下边缘位于径向侧。通过X射线片测量得出的楔形骨块底部的长度被视为下方楔形截骨的长度。

(2)截骨方法

1)首先,在距离要切割的骨髓块的上、下截骨处0.5~1.0 cm处钻取骨孔。远端截骨应平行于关节线,近端截骨应降低至尺侧,以使两条截骨线与肱骨尺骨皮质的内部相交,并保留一小部分骨皮质和内部完整的骨膜。提起边缘骨块后,助手将调整上臂,伸展肘关节,并施加一点手臂高外翻,刺穿肱骨尺骨皮质,而不移动。然后在截骨、拧紧和密封之前,使用钢丝网或粗钢丝进入骨隧道。如果截骨术的角度矫正不够,应消除影响截骨术表面接触的并发症。对于肱骨下肢前屈或伸展的肘内翻,截骨术中必须在肱骨髁的后部或前部切除部分骨头。若肘内翻合并旋转畸形,应在截骨前根据畸形矫正后的肱骨轴确定钻孔位置,内固定后即可矫正畸形。近年多在截骨矫正后为保持对位,常采用AO钢板螺钉系统加强内固定。

2)平面截骨术和结构与原始方法相同。然而,在这种方法中,舌骨板应保留在与肱骨髁骨皮质连接的边缘截骨(即截骨远端的骨皮质)的底部。截骨术后,当两个截骨术部位接触时,舌骨板的内侧部分与骨皮质的外侧近端部分相对。然后将骨板固定到穿刺部位。可采用钢板螺钉系统固定,保证截骨稳定和愈合。

三、肱骨外髁骨折

这是儿童肘关节的一种损伤,因为它主要由骨骺骨折引起。受伤年龄为2~18岁,最常见的年龄是6~10岁。骨折主要包括肱骨后肌、肱骨小头骨骺,甚至滑车后肌和干骺端的骨骼。如果治疗不当,可能会导致后遗症的发生,如骨折不连、肘外翻畸形、尺神经延迟损伤及上下桡尺关节不稳定。

(一)致伤机制

肱骨外侧肌断裂常由暴力外伤引起。大多数损伤是由手掌倒地引起的,直接影响桡骨小头和肱骨外侧肌,以及伸肌的强化和牵引。骨折也有滑车的后部，因为尺骨的冠状突在滑车受伤时会断裂。由于受伤时肘关节的位置不同，骨折块运动的方向和大小也不同。运动的严重程度也与外力和肌肉张力有关。手臂和上盖骨折端指总伸肌基部的骨膜未完全撕裂，骨折仅横向移动而不旋转。当关节处于内收位置时，骨折将完全分离并向前和向下移动，可向外方翻90°和向后方翻90°。

（二）骨折类型

肱骨外髁骨骺骨折属于 Salter-Harris Ⅳ型。根据骨折后骨折块移位程度，分为4种程度。

1. 一度

骨折后外侧肌骨骺无活动。桡骨的力量影响肱骨小头，导致肱骨外侧肌骨折。由于强度低，断裂未更换。X射线正后位片显示肱骨后交叉韧带骨折，无活动。侧位X射线片显示无异常或骨折，无裂缝骨折。

2. 二度

外髁骨骺骨折，骨折块向外后侧移位，但不旋转。肱骨外侧骨折是由桡骨肱骨小头严重脱位引起的，骨折平行移动。X射线正后位片显示肱骨外侧肌骨折向桡侧移动，或侧片显示骨折向前或向后移动或不移动。

3. 三度

外侧髁骨折同时向后和向下，在较大的情况下，向后和向外旋转90°，甚至180°。这是因为肘关节非常不同，桡侧伸肌腱稳定收缩，当巨大的力通过桡骨传递到肱骨小头时，导致骨折旋转和移位。X射线正位片显示肱骨外侧髁骨折向桡侧移动，或侧片显示骨折前后移动时两个骨折面的大小不同。如果侧位片指示靠近脉冲串末尾的脉冲串线前面高，下面低，则为顺时针旋转，否则为逆时针旋转。

4. 四度

肱骨外髁骨骺骨折伴尺骨和桡骨近端后外侧脱位,但骨折块仍保持在桡骨头上方,没有旋转。这是因为来自桡骨的较大的力会影响到肱骨小头并拉动肌肉,或者当肘部弯曲并且肘部接触地面时,身体向一侧倾斜,并且内翻。外力导致外侧韧带将肱骨外拉,髁突被拉断,由于桡侧伸肌的收缩和拉动,造成骨后不同程度的翻转和移位。正位 X 射线片显示肱骨外踝骨折碎片翻转移位,伴随径向移位,或侧位片显示骨折碎片翻转移位,前后移位,如两块骨头大小。转移中应包括不同的位置和其他因素。

(三)临床表现

肱骨外髁损伤后,肘关节肿胀,以肘侧最为明显。肘部疼痛,肘关节处于半屈曲状态。肘部外侧局部压痛。移位的骨折可以感觉到骨骼之间的运动或摩擦。成人骨骼 X 射线征象:断线或断线清晰可见,变化判断容易。儿童肘部骨化区的症状和闭合时间差异很大,X 射线片上似乎只有外髁骨化区在移动,诊断时应注意。

(四)治疗

肱骨外髁骨折属于肘关节骨折,在儿童中,外髁是占肱骨下端生长的重要解剖部位,肱骨外髁骨折也是骨骺骨折。复位的满意度直接影响关节的完整性和骨骺板形成的骨桥的大小。骨折后的创伤性关节炎最常发生在损伤后 15 ~ 20 年。因此,无论选择何种治疗方法,最终都应达到解剖复位或近似解剖复位。否则,肘部畸形和外伤性关节炎最终会导致关节功能障碍。

1. 手法复位

(1)未移位骨折:在大多数情况下,非手术治疗可以取得良好的效果。未移位的肱骨外髁应采用上石膏固定,伤腿肘关节屈曲 90°。前臂略旋转后位。4 周后拆除石膏,并进行肘关节伸屈运动和前臂旋转活动。

(2)二度移位骨折:宜首先选择手法复位。通常采用局麻或臂丛麻醉。不能牵引，以防骨块翻转，肘部弯曲，前臂旋前。外科医生用拇指将断骨推至肘区，另外4个手指拉肘关节尺侧；用另一只手握住受伤手指的手腕，将肘部缓慢弯曲 90°，推至尺侧，使肘关节桡侧，加大间隙，使肘关节在推压断骨后可径向转动，稳定断骨。

（3）三度骨折块倒置移位：术者一手拇指按压肱骨外侧髁，另外4指按压肘关节尺侧；另一手握住伤肢腕部，屈肘 90°，使患侧尺肘关节旋转扩大。在较大的桡骨间隙内，先将骨折块推入肘部，然后推压肘关节间隙，使骨折块的骨折面撞击近端骨折面，然后径向旋转肘关节，以促进复位和骨折块的稳定性。如果操作失败，则改用手术治疗。

（4）四度骨折：即肘关节脱位合并肱骨外髁骨折，如将断骨复位，则禁止牵引。外科医生用一只手的拇指按压肱骨外髁断骨，另外4指握住肘关节尺侧；外科医生右手握住脊柱腕部，将肘部径向向前旋转，用力按压肱骨外髁和桡骨骨折处小头，按压肱骨下端尺侧时，可脱位复位肘部，骨折常随之复位，使断骨转为一度或二度；如果手法粗暴，复位时发力不当，骨骺病会转为三度骨折，此时应按三度处理。

复位后用上肢石膏固定。在固定熟石膏前对肱骨外侧髁进行压缩成型，以提高骨折复位的稳定性。

2. 手术治疗

（1）适应证：①重度骨折三级断裂或移位；②骨折位置变化，局部明显肿胀，影响手法复位或手法复位失败；③ 一些陈旧性骨折。

（2）手术：臂丛神经麻醉或全身麻醉。在肘外侧做切口，切开皮肤和皮下组织，暴露骨折部位，清除关节内血肿，确定骨折块移位的方向和程度，然后移动并重置外侧髁碎片。注意肱骨近端的骨折面，骨折块后端应与滑车齐平。复位后，用毛巾钳在肱骨下端桡侧和骨折块外侧做一个骨孔，用短粗针引导 10 号丝线缝合。抽出结扎线时，将骨折块保持在稳定位置，用手指用力按压。结扎固定后，轻轻拉伸和弯曲肘关节以了解其稳定性。如果这不令人满意，可以加固接缝并将其固定在接缝的正面和背面。伤口一层一层缝合。肘部弯曲 90°，前臂处于中间位置，固定石膏。4 周后，移除石膏进行功能锻炼。

(3)与螺钉或克氏针内固定相比，该方法具有以下优点：①工作简单，易于掌握；②手术期间，骨骺受损较少；③术中不需剥离软组织，可保留骨骺的部分血液供应；④它能稳定伸肌张力的降低和抵抗功能，克氏金属固定没有这种效果，因此会发生变化；⑤此种方法，可以避免再次手术拔除金属内固定的创伤。

另一种内固定采用两枚细克氏针交叉固定，或采用 AO 螺钉固定。

陈旧性肱骨外髁骨折的治疗。移位不严重，预计日后不致造成肘部形态和功能影响者，可不必手术治疗。骨折块有翻转移位者或畸形愈合估计将严重阻碍功能恢复者，应予以手术治疗。

陈旧性骨折的手术治疗，切口同前，由于骨内有愈伤组织和瘢痕形成，往往难以确定骨性，断骨与周围组织的粘连、剥离和复位困难。应先看关节的软骨和肌肉的附着，不要忽略周围组织，还有伸肌的连接处，骨折时剥去，使骨折游离无血管将来会发生坏死。碎片分离鉴定后进行还原。为避免复位不准确，术中摄片以了解复位情况。复位满意后，可采用粗丝线缝合或克氏针交叉固定或螺钉固定，并将周围软组织缝合。畸形愈合的主要原因是肘关节上部和上部的骨突出，这是由于复位不完全或复位后脱位造成的。此隆起经过塑型改造，对关节功能影响不大。若是骨折块翻转，关节面也翻转，则无法改进愈合，成年后，会造成严重肘关节畸形。故应早期手术治疗。

(五)并发症

1. 骨折不连接合并肘外翻畸形

系关节软骨翻转和骨折面无法愈合，外位骨发育停滞而形成外翻畸形。肱骨外髁骨折不连虽在短期内没有临床症状，晚期绝大多数出现肘外翻畸形，随着生长发育畸形进一步加重，尺神经受到牵拉，肘关节出现退行性变。应给予切开复位植骨固定术。晚期肱骨外髁骨折完全解剖复位几乎是不可能的，建议将其固定在屈伸范围最大的功能位。骨不连通常无症状，手术可能会影响肘部的功能，建议提前进行尺神经预防性预牵拉。若提携角过大影响功能，宜考虑髁上截骨术。

2. 迟发性尺神经损害

肘外翻畸形时，提携角可达40°~60°。如骨折后10年或数十年可能引起迟发性尺神经麻痹。尺神经在肘关节伸展时松弛，屈曲时紧张。肘外翻时，尺神经肘关节内侧变长，即使肘关节伸展时尺神经也紧张，屈曲时尺神经受到牵拉更加明显，如此长期机械性刺激，可发生麻痹。这种情况早做尺神经前置术。

3. 肱骨下端鱼尾样改变

大多数骨折修复后，X 射线显示肱骨下肢呈“鱼尾”畸形。原因是骨折滑车的部分软骨受损，营养受阻，这是由缺血性坏死引起的。X 射线衍射不影响关节功能，因此很少有临床意义。

四、肱骨内髁骨折

肱骨中央髁骨折是指少见的，与肱骨中心髁相关的损伤，包括滑车和内上髁。常见于儿童，3% 的儿童肘关节损伤是由内髁骨折引起的。事实上，这是一种儿童肘关节骨骺骨折，属于 Salter harris Ⅳ型骨骺损伤。它会造成肱骨髁骨折的“镜像”损伤。由于骨化中心出现时间先后不同(男性 9 ~11 岁，女性 4 ~6 岁)，因此，X 射线片不易诊断，或被误认为是单纯的内上踝撕脱损伤。年龄越小，诊断越困难。此外，当骨折线穿透中侧关节面时，由于视觉上的骨折片较小，很容易被误诊为内上踝骨折。一旦误诊误治，从而引起肘关节畸形及功能失常。

(一)致伤机制

肱骨内髁骨折和内上髁撕脱骨折是两种不同的解剖损伤。前者是骨骺的破坏,而后者是关节外的骨破坏(内上髁),是前臂屈肌碰撞造成的骨撕脱。肱骨中髁碎片包括滑车,通常位于肱骨关节面尺骨下2/3处,有时碎片为无内上髁的单纯滑车。肱骨内髁骨折的损伤机制不甚清楚。通常认为,严重的肘部损伤传递导致尺骨鹰嘴半月板关节面与肱骨内侧髁发生碰撞,导致肱骨内侧髁骨折。该骨折的损伤机制从其病史中很难判定,但推测跌倒时,手掌着地,肘关节呈伸展位,继之肘后部着地。直接暴力通常不会导致此类并发症。如果肘关节被拉伸和外翻,会导致肱骨内上髁撕裂损伤。

肱骨中央髁的骨折线从肱骨中央上髁的上方向延伸至肱骨远端鹰嘴窝,累及或不累及关节,有移位或无移位。这一点证明损伤状况与肱骨内髁所接受外力大小有关,而骨折块移位与屈肌收缩牵拉有关。

(二)损伤类型

根据骨折线的方向和中央髁骨折的运动特点,主要分为3种类型。

1. Ⅰ型

骨折无移位,骨折线由肱骨内上髁上方至冠状窝不扩大或延伸至滑车关节面。

2. Ⅱ型

骨折线经过滑车骨骺及关节面软骨,骨折块向尺侧移位。

3. Ⅲ型

骨折与Ⅱ型骨折相同除了尺骨或前部移位外,正中髁骨折也有旋转。

旋转和移位有3种类型:①面向尺骨侧或前侧的骨折;②骨折沿着肱骨远端向前和向上移动;③骨折碎片包含大部分肱骨滑车

或骨折碎片代表一个简单的沿肱骨的肱骨滑车,肱骨下端在冠状面上旋转并向上移位。

(三)临床表现

肘关节严重肿胀,伸屈受限。肘关节是半弯曲的,肘部是敏感的,但肘部内部的敏感度最为明显。有时,在物理测试过程中可以接触到断裂的摩擦影响。

正后位 X 射线片可以显示骨折线的方向、骨折的大小和移位的程度;术后 X 射线图像可以显示骨折的前后移位。在 X 射线检查中,需要注意的是,儿童肱骨中央髁骨化发生前,应根据其他体征判断该节段骨折;如果分析肱骨小头中央上髁位置和桡骨小头骨化中心位置的变化,必要时,在位置良好且条件相同的情况下,拍摄肘后关节 X 射线片,进行对比观察。

(四)治疗

肱骨内髁骨折既是关节内骨折,又是骨骺损伤,故治疗应遵循治疗关节内骨折和骨骺损伤的原则。无论使用何种治疗方法,我们都应以骨折的解剖复位或接近解剖复位为目标。复位不充分不仅会阻碍关节功能的恢复,还会导致生长迟缓,进而导致肢体畸形和关节外伤。

1. 非手术治疗

对于Ⅰ型骨折,用石膏将肘关节改成呈 90°,前臂骨折的愈合时间通常为 4 ~5 周。去除石膏后,做肘关节练习。Ⅱ型和Ⅲ型采用复位法,局部麻醉或神经丛麻醉。将受伤的前臂置于肘部弯曲 90°和前臂内旋位置。一只手的大鱼际与肘部的外侧相对(相当于肱骨的后部),另一只手而不是拇指用来按压骨头,从而使紧靠肘部内侧的鱼际随后减小,相当于肱骨的中央髁,并向桡外侧推以保持复位,并按压上臂石膏进行成型以提高骨折的稳定性。

2. 手术复位

(1)适应证:①旋转移位的Ⅲ型骨折;②肘部肿胀严重,施行手法复位有困难的某些Ⅱ型骨折;③手法复位失败的有移位骨折。

(2)手术操作:臂丛神经或全身麻醉。在肘部内侧做一个切口,暴露和保护尺神经,清除骨折部位的血肿或肉芽组织,确定骨折片的移位方向,然后复位骨折片。由于骨折端接触面狭窄,复位不易稳定。如果骨折块屈曲复位后不稳定,应适当剥离附着在骨折块内侧的软组织,但应保留其肌腱附着点,因为这部分不仅有利于骨折块的缝合固定,但它也可以将部分骨折碎片的血供保留下来。骨折复位后,用毛巾钳的两个爪子夹住骨折块的内侧边缘和肱骨下端内侧骨折部分的皮质皮质,形成骨孔,并用粗缝线缝合。穿过孔进行缝合固定引导。缝线收紧结扎时,助手应将指腹压力施加于缩小的内侧髁碎片,以保持良好的对线。固定后,将手指插入关节检查骨折对齐情况。如果仍有位移,即使轻微位移,也应重新定位并固定,以保证关节面的完整。

如果缝合固定不稳定,可应用两枚克氏针交叉固定,它的末端是皮肤的外表面。术后用石膏固定上臂4~5周。拆下石膏并拔出克氏钢丝。

陈旧的内髁损伤,复位会很困难。由于肱骨下端髁间窝的骨质很薄,很难确定其原骨折断面。对于畸形愈合者视其对功能影响大小来决定治疗方法。通常可做肘关节松解术,改善肘关节的功能;伴肘内翻畸形者,若影响功能可做肱骨髁上截骨术。

第三节　前臂骨折

一、尺桡骨干双骨折

尺骨桡骨干双骨折较为常见,占骨折总数的6%,其中以成人为主。由于解剖功能之间的关系,在两个骨干完全断裂后,骨折端将发生侧向、重叠、成角和旋转。复位的要求很高，当使用手法复位和外固定时，应修复骨折末端的许多横向骨折，尤其是横向脱位，并保持骨折末端复位后的对齐，并进行外固定，直到骨折修复。

(一)致伤原因及类型

1. 直接暴力

较多，为暴力或重物打击伤或轧伤。两骨骨折大多处于同一阶段，显示蚀变、衰变或多条裂缝。直接暴力造成的局部软组织损伤严重，端到端裂纹的减少和功能不稳定，愈合速度缓慢，因此手臂和手的功能受到很大影响。

2. 传导暴力

跌倒时，手掌着地，地面接触力沿手腕和桡骨下部向上扩散至骨折半径的1/3左右，主要为横向骨折或锯齿状骨折。通过骨间膜向尺骨的强力转移，导致尺骨骨折最小，多呈短斜型骨折，此类骨折的软组织损伤一般不严重。青枝骨折多发生在儿童身上，伴有尺骨和桡骨向掌侧移位及骨折骨的旋后。

3. 扭转暴力

大多数骨折是由机械轴或皮带的扭转或回落、手臂变得极度内旋以支撑地面而致。这使两个骨折的角度相反，如桡骨与背部成角度，尺骨与手掌成角度。也就是说，两个骨折的方向不一致，这使得手动复位变得困难。

(二)临床表现及诊断

受伤人员在受伤后有明显的、疼痛、肿胀和功能障碍，尤其是手臂不能转动；前臂骨折可以在骨折位置明确、有张力骨折且有明显局部畸形的情况下诊断。有时可以触摸到骨擦感。X射线检查不仅可以确认诊断，还可以确定骨折类型和移位方向，有助于手法复位外固定治疗。注意X射线摄片应包括上下尺桡关节，以免遗漏关节脱位。临床检查中容易遗漏对上下尺桡关节的检查和对手部血供、神经功能的检查。

(三)分型

根据是否存在外部连通,可分为开放性骨折和闭合性骨折;根据骨折的位置,可分为远端、中部和近端,这 3 种骨折通常一起使用。骨折的分类与治疗方法的选择及其预后有关,例如,开放性骨折的预后比闭合性骨折差;粉碎性骨折和多节段骨折治疗困难;桡骨和尺骨近端骨折不太可能实现闭合复位。

(四)治疗

前臂主要负责手部的旋转功能,如果前臂骨折治疗不当,可能导致严重的功能丧失。即使骨折愈合良好,也会出现严重的功能障碍。肱桡关节、近端桡尺关节、肱尺关节、桡腕关节和远端桡尺关节和骨间隙必须处于解剖位置,否则会影响功能部分。因此,前臂骨折的治疗不应作为一般骨折看待,而应作为关节内骨折治疗。

1. 闭合复位外固定

用臂丛神经阻滞麻醉,使患者完全无痛,使前臂肌肉放松,促进骨骼变化的恢复。患者仰卧或坐姿,肩外展 90°,屈曲 30°~45°,肘部 90°,腕部 0°,这样前臂周围的肌肉张力会一样,在牵引的同时也在对抗牵引,修复骨折端重叠、成角和旋转位移,然后通过手法恢复侧向位移。于伤员的体位和伤肢的适中位放置后,用一布带绕肘关节掌侧向患者的头侧或背侧固定在铁钩上,作为对抗牵引,用扩张板撑开牵引带,以利于骨折整复后施行石膏外固定。助手一手握住伤肢拇指,另一手握住 2~4 指进行牵引,5 min 后,在继续牵引情况下,将前臂放在以远侧骨折端对向近侧骨端所指的方向。如果桡骨和尺骨在上 1/3 处破裂,则桡骨近端因旋后肌而旋后,远端破裂置于旋后位;桡骨和尺骨骨折位于中间 1/3 处,骨折线位于圆肌底部,桡骨近端接近中间位置。最后的远侧骨应放置在旋前旋后肌的中心位置,然后应通过手动复位治疗侧向移位。

(1)手法复位的技巧

1)骨折位置与类型的关系:如果尺骨和骨折半径在 1/3 以上,

尺骨很容易被触及,因为尺骨位于皮肤下,上部较厚,因此可以初步确定尺骨骨折的变化。例如,如果小于1/3的裂纹位于表皮下,则可以首先处理裂纹半径的移动,因为半径的下部较厚,并且可以精确接触;如果桡骨和尺骨的一个骨折端是横向的,另一个是骨折,尺骨的横向端的移动可以进行预处理;如果平均1/3的桡骨和尺骨骨折,两个骨折端的变化可以同时修复,最好使用牵引来增加角度。

2)在手法复位过程中,每一步都要注意骨间膜在两侧骨折端的作用。如果骨折末端一起移动成一个角度,骨间膜会收缩,两侧末端应及时分开,这有利于骨折末端位移的减少和调整。

3)用牵引加压复位手法:操作者站在受伤一侧,首先用拇指和其他手指调整两侧骨折的横向移动,然后用手掌按压两侧骨折的移动侧,以减少骨折进一步伤害。骨折复位后,当操作者不放松压迫并降低强度时,助手会放松一些力,使骨折部位相互抵抗,以防止进一步移动,这有利于外固定。该方法适用于桡骨和尺骨中下1/3骨折的复位。

4)用牵引成角复位手法:操作者用两个拇指沿着尺骨和桡骨骨折的损伤方向推动骨折端,也就是说,将其推到受损骨膜的一侧,以形成一个角度进行复位。同时,骨折移位得到修复。在两个拇指将两侧的骨折端推平后,也就是说,将两侧的端部固定,迅速拉直复位。助手稍微放松牵引力,使骨折端相互挤压,以便于外固定。

5)在牵引与对抗牵引情况下,术者两手拇指及用其他手指找出端部骨折的位置,用1个拇指和4个手指定位桡骨外侧骨折,两手拇指与其他4指对捏及前后摇动之,同时注意纠正两侧骨折端的靠拢移位,即可使之复位。

(2)注意事项

1)尺桡骨上1/3部位骨折,因该处肌肉丰厚,骨间隙狭窄,手法复位较困难,采用上述两拇指与其他手指摸清楚两侧骨折部位,并将两骨折端分别捏住使之分骨,同时使骨折端复位,尺骨骨折端移位易于整复,而桡骨近侧骨折有旋后移位,远侧骨折有旋前移位,更增加手法整复骨折复位的困难。因此在将远侧骨端呈旋后位牵引下,术者用一手拇指将桡骨近侧骨折端向尺骨掌侧推压,另一手将桡骨远侧骨折端向桡骨背侧推压,即可使桡骨骨折移位整复。

2)如儿童尺桡骨青枝骨折向掌侧成角移位,可先包上肢石膏。未成形前术者用手掌托抵干掌侧成角部位,再用另一前臂掌侧纵行压在伤臂的背侧,利用术者前臂的生理弯曲用力压迫石膏,纠正尺桡骨折的成角移位,并恢复患肢的生理弯曲,可避免手法造成完全移位。

(3)外固定方法

1)上肢石膏:在贴石膏的同时,应将桡骨和尺骨向前和向后压在石膏上,这样可以在两侧拉伸桡骨和尺骨,以避免骨折末端发生移动,石膏固定后立即纵行剖开,以防发生血循环障碍。若尺桡两骨折端或其中一骨折端为不稳定性骨折,上肢石膏加压塑型固定后,还需用铁丝手指夹板做手指持续牵引,以维持骨折的对位。术后抬高损伤的肢体,开始全身肢体活动和损伤肢体的活动,需在无任何疼痛的情况下进行。

2)夹板固定:在牵引情况下,前臂敷祛瘀消肿药膏,铺薄棉垫,于尺桡骨折部位的掌侧及背侧分别放一骨垫,并用二条胶布固定,在上 1/3 和中 1/3 骨折时,于前臂背侧上下端各置放一纸压垫,掌侧骨折部位放置一块纸压垫,施行 3 点挤压维持尺桡骨干背弓的生理弧度,再将掌侧、背侧、尺侧及桡侧 4 块夹板放妥,并用布带捆扎 4 道,使布带松紧适当,肘关节屈曲 90°,前臂中立位,并用三角巾将伤肢悬吊于胸前,要时时观察以防捆扎过紧产生肌缺血坏死。如前臂肿胀严重,皮肤条件不佳,或需控制在特定旋转体位者,可用前臂"U"形石膏,或用上肢石膏托固定,待伤肢肿胀消退后,及时更换为上肢石膏加压塑型固定,或换用夹板固定。骨折复位后不论用何种外固定,应仔细观察细胞血液,并注意手部皮肤的温度、颜色、感觉和手指运动。例如,受伤的四肢或手严重肿胀,手部皮肤发青或苍白,手指麻木,无法移动,没有脉搏。这是肌肉酸痛的前兆。应立即停止外固定,必要时应进行手术或手术减压。

(4)功能训练:如术后无疼痛,开始全身及伤肢功能训练,充分进行手指伸屈及肩关节活动,功能锻炼次数及活动程度逐渐增加。

目前,多数人的观点认为对于前臂骨折的治疗应持积极手术的态度。保守治疗应仅限于移位不显著或者稳定性的前臂双骨折,反对重新关闭复位。应按以下方法进行复位,以达到良好的效果。桡骨近端旋后畸形不超过30°,尺骨远端旋转畸形不超过10°。尺骨与桡骨成角畸形不超过10°,应恢复桡骨旋转弓。低于这个标准,显然是行不通的。

2. 切开复位内固定

(1)除了前臂骨折的肢体长度、对齐和轴的构建外,如果旋前和旋后有一定范围的运动,则应进行正常对齐。由于旋前肌和旋后肌的存在,影响成角和旋转,两骨的复位难以恢复和控制,故常出现畸形愈合和骨不连。由于这些因素,尽管可以进行复位,切开复位和内固定通常被认为是成年人桡尺桡骨骨折切除的最佳治疗方法。肱二头肌和旋后肌在距起点和入口约1/3半径的距离处旋转。旋前圆肌进入桡骨轴的中心,旋前肌插入桡骨远端1/4处,两者都有外旋转力和角力。尺骨最容易受到角应力影响,因为近端骨块常向桡骨移位。前臂近端的肌肉使闭合复位难以保持。桡骨远端骨折由于旋前方肌的活动和前臂长肌的牵拉,易向尺骨成角。尽管闭合复位可以实现最佳治疗,但如果不完全纠正负角度和旋转,仍会产生负面影响,最终结果将令人不满意。

(2)适应证:受伤后8 h内开放性骨折,或软组织损伤;多发性骨折,尤其是分支的多发性断裂;多短骨折或骨折是不稳定的,不愿意用手复位或无法维持骨折愈合的系统;桡骨和尺骨上部1/3骨折复位不全,或外固定困难;功能不好的陈旧性骨折,无法通过力量恢复;手臂断裂、伤口愈合、末端骨折和不可逆运动。

(3)切口选择:桡骨上、中、下1/3骨折,均可选用前臂背侧入路(即Thompson切口),上1/3骨折桡骨背侧切口在腕伸肌、指伸肌间分离,通过切除部分旋后肌可以显示桡骨。注意桡神经深支在穿透旋后肌,不要损伤它;在平均1/3的桡骨背侧手术中,拇长展肌被拉向尺侧以扩大桡骨;桡骨可以在桡下1/3背侧切口处拇短展肌和拇长伸肌的中间呈现,或桡掌侧切口(亨利切口)可用于进入肱桡内侧和桡侧腕屈肌,并将桡神经伸向桡侧,尺动脉伸向尺侧。尺骨的整个长度都在皮肤下,可以通过尺骨嵴手术直接呈现。

(4)内固定物的选择

1)钢板螺钉内固定:可用钢板治疗尺桡骨任一位置有移位的骨折,但主要用于桡骨干远侧1/3或近侧1/4骨折和尺骨干近侧1/3骨折。为了减少对骨髓和血液供应的进一步损害,应尽可能少地去除骨膜,并放置钢板。我们以前认为应置钢板于骨膜上,而不放在骨组织上,然而,Whiteside和Lesker在报道中指出,用这种显露方法血供破坏比将骨膜同附着的肌肉一起剥离的显露方法更大。必须仔细地整复骨折,可利用骨交错的尖刺对合整复。粉碎性骨折块即使没有软组织附着,也应尽可能地准确复位。在使用钢板之前,可用拉力螺丝钉将较大的粉碎性骨块固定到主要骨块上,以产生骨块间的压缩力。尺骨和桡骨都骨折时,在用钢板固定任一骨之前,应显露两个骨折处,并做暂时性复位。否则,在对另一个骨折复位时,会使已经复位和固定的骨折再脱位。必须将钢板准确地置于整复的骨折中央,钢板应有足够的长度,允许在骨折的每一侧应用至少4枚(最好6枚)螺丝钉固定在骨皮质上。如螺丝钉太靠近骨折处,则拧紧螺丝钉时或钢板加压时会造成骨劈裂。

因此比需要的略长的钢板会比较短的钢板为好。钢板必须模制以适应骨骼的原始结构，特别是桡骨部分，因为要重新恢复功能，就必须恢复正常的桡骨弓。建议对前臂骨折使用3.5 mm 的AO加压钢板，而不用4.5 mm 的钢板，因为后者较厚，会产生过多的应力遮挡。Hidaka 和 Gustilo 在1984 年报道，取出加压钢板后反复断裂的现象很明显。在23 例患者的32 处手臂骨折中，7 处骨折发生在钢板脱位后。临床和实验已经证实，在坚固的钢板下，骨皮质由于抗应力而变得脆弱和萎缩，并且几乎是平坦的，具有去骨的特征。如果软组织剥离范围较大，缺血性坏死和再血管化可进一步削弱骨皮质。在 Hidaka 和 Gustilo 的报道中，在术后不到1 年取出的10个钢板中，有4 个再次发生骨折。Chapman、Gordon 和 Zissl-mos 报道使用3.5 mm AO 动力性加压钢板治疗117 例骨折，取出钢板后没有再次发生骨折。然而，他们却发现在用4.5 mm 钢板治疗的3例骨折中，去除钢板后有2 例再次发生了骨折，可能是由于较大的应力遮挡所致。虽然还无法确定钢板取出的确切时间，但 Andrew 赞同 Bednar 和 Grandwilewski 的观点，也就是说，钢板不应在操作后2 年内进行。时间越久，裂缝恢复越慢。近年来，在治疗前臂粉碎性骨折时常规使用自体髂骨移植受到质疑。Wei 等发现前臂粉碎性骨折是否使用自体骨移植对骨折的愈合率并无影响。Andrew 等仍主张在严重粉碎性骨折(累及骨的1/3 周径)施行自体髂骨移植，尤其存在死骨块时。但应避免在骨间膜边缘植骨，因为可能导致骨性连接形成或活动受限。

2)髓内钉固定：在20 世纪40 年代和50 年代初期用克氏针和细 Rush 针对前臂骨干骨折进行髓内穿针治疗，但由于缺乏坚强的固定而效果不佳。首次广泛使用的嵌压配合前臂髓内针系统由 Street 在1954 年发明，该系统是把直径稍大的方形直钉插入已扩髓的髓腔内而获得牢固固定的。1959 年，Sage 设计了预弯的嵌压配合前臂髓内钉系统，使桡骨弓得以恢复。Schemitsch 和 Richards

明确证实桡骨弓的正常弧度和位置的恢复与前臂旋转握力的恢复直接相关。这些嵌压配合钉的治疗效果明显优于克氏针和 Rush 钉。在 20 世纪 70 年代和 80 年代,加压钢板广为应用,并获得同等好的效果。但髓内钉在一些中心仍在应用,与在股骨和胫骨用法一样的闭合穿钉技术成为治疗前臂骨折的标准方法。在处理前臂骨干骨折中,交锁髓内钉系统的出现扩大了前臂髓内钉的作用。如果存在骨缺损,嵌压配合髓内钉一般不能维持骨的长度。用嵌压配合髓内钉处理干骺交界处的骨折难于控制旋转。Crenshaw 和 Staton 用 Foresight 髓内钉系统治疗 37 例骨折,100% 愈合。对其中 20% 的骨折使用了静态交锁以控制旋转不稳定。使用髓内钉固定时,髓内钉的长度或直径的选择、手术方法和术后处理的错误都可导致不良的结果,前臂的髓内钉固定也不例外。在这种情况下虽然髓内钉长度的测量错误是不常见的,但常发生髓内钉的型号和髓腔的大小不相称,如果髓内钉太小,则会有侧向和旋转移位。如果髓内钉太大,可造成骨折进一步粉碎或另外的骨折。

适用于多段骨折、皮肤条件较差(如烧伤)、某些不愈合或加压钢板固定失败、多发性损伤、骨质疏松患者的骨干骨折、某些Ⅰ型和Ⅱ型骨干骨折(使用不扩髓髓内钉)。在大面积外伤的大面积软组织缺损的治疗中,未扩孔的尺骨髓内钉可作为内部支架来维持前臂长度。

禁用于活动性感染、髓腔小于 3 mm、骨骺未闭者。与加压钢板相比,髓内螺钉的优点如下:由于采用开放式或封闭式螺纹技术,只需少量骨膜剥离或不需要剥离;即使使用开放式螺纹手术,也只需要少量的外科手术;当使用闭环技术时,骨移植通常不需要使用;如果应移除髓内钉,则不会因框架的应力而导致骨折。

(5)影响前臂旋转和手功能的因素:尺桡骨折由于前臂的解剖复杂,功能的需要和治疗的高要求,在治疗过程中的各个步骤中稍有不当,或骨折暴力强大所致骨或软组织损伤严重,均可影响前臂旋转和手功能。

1)软组织因素:肌肉损伤严重,形成瘢痕组织粘连广泛,或长时间的固定发生肌肉挛缩;骨间膜由于复位时尺桡骨并拢长时间固定而挛缩、瘢痕粘连或骨化;尺桡骨折伴有上下尺桡关节脱位未整复,形成关节囊的挛缩。

2)骨性因素:桡骨和尺骨骨折的角度畸形愈合;半径断裂旋转的畸形;桡骨和尺骨骨折挛缩;移位的骨折片未复位者,尺桡骨折端交叉愈合。

3)关节的因素:尺桡骨的上或下关节的脱位或半脱位未整复或尺桡上下关节的对合不正。

(五)并发症

1.前臂肌间隔综合征

发生原因为:①它会导致尺骨和桡骨骨折及手臂疼痛。在意外受伤的情况下,局部出血和严重肿胀可能导致内侧臂中隔逐渐增大。②反复复位导致压迫肌严重损伤,导致局部出血和肿胀。③切开复位内固定术操作粗糙,多处动脉损伤,止血不完全。深筋膜被缝合,导致膈肌持续增加。④不适当的外固定,如外固定过紧或前臂肿胀严重未及时剖开石膏。

2.骨折不愈合

尺桡骨折不愈合较为常见,其发生率各学者报道有较大差异,为9%~16%,一旦确诊骨折不愈合,应行手术治疗,切开暴露并修整骨端,纠正旋转和成角畸形,植骨,加强固定。

3.骨折畸形愈合

尺桡骨骨折畸形愈合,导致功能障碍,是否需行手术截骨矫正畸形治疗,必须根据患者年龄、生活及工作的情况而决定,还要看患肢骨及软组织的条件,以及功能障碍的原因,综合分析再决定手术治疗的方案。如为尺桡两骨折端同一方向成角畸形愈合,且为青少年或壮年,可行骨折部位的截骨和植骨及内固定治疗;若为尺桡骨的上或下关节脱位或半脱位或关节对合不好，导致前臂旋转功能差者，可考虑切除桡骨小头或尺骨小头，以改善其前臂旋转功能，亦可根据年龄及职业情况，在桡骨近下端部位或尺骨上 1/3 部位做截骨术纠正轴线及旋转畸形。

4. 尺桡骨折交叉愈合

常伴有严重的骨间损伤，尤其是桡骨尺骨骨折是最常见的骨间损伤；或粗暴地切开复位内固定所造成的骨间膜损伤，桡骨和尺骨的骨折端与同一血肿相连，血肿形成并成骨，使尺桡骨连成一块，不能旋转活动，应行手术切除尺桡骨之间的骨桥，并间隔以筋膜或脂肪，即行筋膜或游离脂肪移植，术后早期活动，可逐渐恢复前臂旋转功能。

5. 前臂旋转活动受限

除以上各种影响前臂旋转活动障碍外，如因上下尺桡关节骨折或脱位未能整复因素，影响前臂旋转活动功能者，可考虑行桡骨头或尺骨头切除治疗，改善前臂旋转活动功能。

二、尺骨单骨折

尺骨断裂是罕见的，大多数都是被暴力直接殴打或压碎的。旋转暴力亦可致骨折，多发生下 1/3 骨折，因桡骨完整，有骨间膜相连，骨折移位较少，由于暴力作用方向和旋前方肌的牵拉作用，远侧骨折端可向桡骨掌端移位，该骨折应注意有无桡骨头脱位；下 1/3 骨折伴有较严重的成角和重叠移位者，应注意有下尺桡关节脱位，所以拍摄 X 射线照片检查应包括上下尺桡关节，以免漏诊。多采用手法复位外固定治疗，下 1/3 骨折手法复位时，可将远侧骨折放于旋转前位，放松旋前肌，以便于手动复位和外固定。外固定通常用上石膏或夹板固定，对于少数难以复位或不稳定的骨折，可考虑切开复位和内固定，并应使用髓内螺钉或钢板螺钉进行内固定。

三、桡骨单骨折

桡骨单骨折亦较少见，可由直接或间接暴力引起，桡骨任何部位均可骨折，但多见中下 1/3 骨折，因为尺骨为轴心骨，桡骨为旋转骨，前臂旋转活动时是桡骨受旋转肌牵拉作用的关系，由于尺骨完整，桡骨骨折重叠明显，但有明显移位，桡骨单骨折的移位与尺桡骨双骨折的桡骨移位略同，中、下 1/3 骨折，特别是下 1/3 骨折，应注意检查有无尺桡关节脱位（Galeazzi 骨折）。治疗以手法复位外固定治疗为主，与尺骨单骨折相同，手法复位困难或失败者或为不稳定性骨折者，可行切开复位内固定治疗，多用钢板螺丝钉或髓内针内固定，术后处理与尺桡骨双骨折切开复位内固定相同。

四、桡骨中下 1/3 骨折伴下尺桡关节脱位

桡骨干中下 1/3 骨折合并下尺桡关节脱位，这种复合性损伤被 Campbell 称为“危急的骨折”。与 Monteggia 骨折-脱位一样，Galeazzi 骨折-脱位经常被忽视。桡骨中下 1/3 骨折脱位必须考虑桡尺关节脱位情况。小儿桡骨中下 1/3 骨折可结合尺骨下端骨骺横断，下尺桡关节不脱位，注意治疗。

（一）致伤原因及类型

可以造成直接暴力和间接暴力，直接暴力如机器伤害或直接打击伤害；间接暴力是摔倒时手部着地造成的骨折。径向骨折端多为横向或短斜、长斜；螺旋状和粉碎性少见，骨远端易重叠移位，接近尺侧，下尺桡关节脱位，严重可引起三角软骨、下尺桡关节韧带和尺侧副韧带损伤，甚至导致尺骨茎突骨折。

（二）临床表现及诊断

所有患者都有明确的受伤史。受伤后手臂和手腕疼痛和肿胀，前臂功能受限，桡侧前臂和手腕明显压痛，有时还会发生骨摩擦，X 射线可以确认和了解骨折，有利于手法复位；拍摄时应考虑

腕关节损伤,以避免影响治疗。

(三)治疗

1. 手法复位外固定

麻醉、伤者的身体位置、受伤腿的中心、牵引和反牵引方法与尺桡骨干骨折的手法复位和外固定方法相同。牵引辅助装置使前臂中、远端骨折端稍微后仰。医生用拇指和其他手指捏住桡骨远端和近端骨折端,以修复骨折端的掌背脱位。同时,它将骨骼分为桡骨和尺骨的两侧,以调整骨折远端与尺骨的角度,从而整复骨折复位。骨折复位后,上石膏加塑料固定是可行的。由于桡骨骨折类型不稳定,拇指牵引用于治疗。

2. 切开复位内固定

用闭合复位和管型石膏固定治疗,效果不满意者很多。开放复位和内固定用于将骨折固定到组织中、手法复位失败、桡骨骨折畸形愈合或桡骨骨折失败。在成人可通过前侧 Henry 手术入路,对桡骨干骨折做切开复位和用动力加压钢板做内固定。对桡骨干骨折做坚强的解剖固定,一般可使远端桡尺关节脱位复位。如该关节仍然不稳定,应在前臂旋后位时用一枚克氏针将其临时横穿固定。在6周后去除克氏针,并开始做前臂主动旋转活动。桡骨干骨折常因位置过于远侧,髓内针常无法固定。

如果陈旧性骨折愈合不良,但手臂旋转受限且疼痛,则应通过手术治疗桡骨畸形,并采用钢板和螺钉内固定加植骨。如果旋转功能仍然较差,可以切除尺骨头。

第四节　腕部损伤

一、腕部骨折

腕部骨折以柯力(Colles)骨折最常见,第二种是舟骨骨折,其他腕骨骨折很少见,单独的尺骨茎突或桡骨茎突骨折相对少见。各种骨折如未及时治疗或治疗不当,常给患者带来不应有的损失和痛苦,因此,诊治时必须细心周到。桡骨端骨折,常合并有桡腕关节及下尺桡关节的损坏,关节同时有损伤的为60%~87%。直接压力所造成的桡骨下端骨折,也可同时有肌腱神经伤。

(一)柯力骨折

此类骨折常见于中老年骨质疏松症患者。跌倒时,手腕处于背伸位置,手掌在地面。骨折区主要位于脱位骨与厚骨的交界处,为弱力区。其他年龄段的人也可能在桡骨下端骨折。桡骨远端破裂也可能因直接暴力而发生。由于骨骺闭合,年轻人最有可能单独脱离骨骺。

1.临床表现

患者在手掌接触地面后,陷入伸腕姿势,感觉手腕剧烈疼痛运动、肿胀,尤其是局部肿胀,有时可有皮下瘀斑。手指处于半屈曲放松位置,不敢握拳,需要一只健康的手来支撑受伤的手才可以减轻一些疼痛。如果近端断端压迫中静脉,则手指麻木。柯力骨折的常见征兆如下。

(1)银叉状畸形:骨折远端,手向后移动,近端凹陷。

(2)马刺状畸形:手向桡骨侧移动时,裂纹的远端,中指的轴线与桡骨轴线不在同一平面内。

(3)直尺测量:通常,将尺子放在手腕的尺侧,尺骨茎突与尺子之间的距离大于1 cm。在桡骨骨折的下端,尺骨茎突可以接触尺骨。

(4)尺骨茎突与桡骨茎突的关系:桡骨下端骨折后,尺骨茎状突与桡骨茎突几乎在同一条线上。正常情况下,桡骨茎突比尺骨茎突远侧多1.0~1.5 cm。

2.辅助检查

X射线衍射显示,桡骨在距接头约3.0 cm处横向切割。前后膜的远端部分向径向侧移动，这可以用相应的截面来绘制。下桡尺关节和下桡尺骨关节之间的距离增加。桡下关节向尺侧的脱位减少，通常为20°～25°。骨折后可降至5°～15°甚至消失；在桡骨外侧，桡骨远端向背侧移位，关节面掌侧倾角减小或消失，始终为10°～15°。在成人中，远端段可表现为粉碎性骨折。

3. 分类

不稳定桡骨下端骨折的分类（Lidstrom，1959）如下。Ⅰ度：无畸形，背侧无成角，桡骨短缩不超过3 mm。Ⅱ度：轻度畸形，背侧成角1°～10°，桡骨缩短3～6 mm。Ⅲ度：中度畸形，背侧成角11°～15°，桡骨缩短7～12 mm。Ⅳ度：严重畸形，背侧成角大于15°，桡骨缩短12 mm以上。

4. 分级

关节面情况分为4级（Knirk SIJupiter，1986年）。0级：接头是平的或塌陷1 mm。Ⅰ级：关节面塌陷1～2 mm。Ⅱ级：关节面塌陷2～3 mm。Ⅲ级：关节面塌陷超过3 mm。

以上各种情况，在X射线片上都易分辨，治疗时应注意。

5. 麻醉

常用2%利多卡因10～15 mL，直接缓慢注入损伤部位血肿，可获得满意的麻醉效果。注射前带一个样品，如果血液回流，再次注射。焦虑患者可给予镇痛、镇静药物，如哌替啶100 mg肌内注射，女性患者可减量至75 mg。

6. 手法复位

对于新发生的骨折，立即进行手法复位，并在手法复位前等待肿胀减退，这是错误的。最好在电视X射线机下进行手法复位，复位前先观察骨折移位情况。无电视X射线机时如果X射线片上已知骨折的位移，则应注意这一点，以便顺利复位骨折。手动复位分3个步骤进行。

（1）牵引力：利用牵引力和反牵引力克服骨折重叠。如果骨折端部可接受且可以接受,则不允许进行手法治疗。连续操作后,变形程度降低,表明骨折重叠部位达到了骨折的断面。牵引力必须缓慢且强劲,通常 5 ~ 10 min 即可达到要求。如果骨折端嵌合不符合要求,则采用加重畸形手法,嵌合部分离。要注意此法不能突然发力。

(2)前臂旋前:当一段骨头被拉到骨折平面时,它也会被持续地牵拉,同时,它被迫前臂内旋,以放松内旋肌。只有通过调整手腕来放松屈肌,背部的末端才能向手掌移动。

(3)手掌下旋:在连续操作中,医生用一只手固定远端,另一只手的拇指压在远端,手掌向内,手腕弯曲,同时自动按压远端,以达到康复的目的。或者,在助手的帮助下,医生将近端节段向上推,并将其作为支点,从手上的 2 ~ 5 个指头,用拇指向下按压远端节段,并将手腕向下转动以进一步复位。减少骨折的标志是银叉畸形的消失。触诊时,桡骨表面是平坦的,骨折对位的 X 射线衍射显示很好。因为 Colles 的大部分骨折都是横向骨折,复位后手腕应该保持在屈曲位置,尽管手臂是旋后的,但不容易再次脱臼。

7. 固定

治疗过程中应保持腕关节屈曲、尺骨侧弯和前臂内旋。如用石膏固定时,应将肘、腕及拇指固定。石膏固定手部,要能使掌指关节活动为佳。无移位而又嵌入的骨折,只用石膏夹板固定即可,固定时间 4 周。用小夹板固定时,要衬垫好,掌侧夹板靠近腕关节,背侧夹板应超过掌指关节,并在其下放置厚绷带,以保持手腕和手掌的弯曲。腕部桡侧可带夹板或不带夹板,夹板长度不宜超过肘部,以练习上肢。小夹板的带子每次都要调整一下,保持紧绷。固定 3 ~4 周。治疗后取 X 射线片做治疗前后对比。

由于固定后 7 ~ 10 d 仍有错位可能,要照 X 射线片复查,如果有任何错位,应立即修复。如果没有错位且石膏松动,则要更换石膏。在 3 ~4 周后移除外固定,然后进行 X 射线检查。虽然此时没有明显的愈伤组织，但内部愈伤组织已治愈。戴上手腕防护工具以防进一步跌倒。增加固定时间没有积极意义，只会加重非活动性骨质疏松症。

8.功能锻炼

在固定骨折复位取得满意效果后，开始拉伸和活动手指，同时进行肩部锻炼，尤其是老年人，以防止肩手受伤。移除外固定后，除了物理治疗外，还要进行全方位的腕关节和肘关节运动，以及捏手、握力等运动，以恢复肌肉力量和肌肉协调性。手和手腕在手术后没有酸胀感，可以开始进行一些轻松的工作。

经上述手法仍不能保持对位的不稳定骨折，除可采用常规内固定方法外，也可采用外固定方法，即经皮下在桡骨干、第2掌骨各穿2枚克氏针，然后将克氏针固定在外固定架上，应用力学原理，纠正桡骨下端畸形及短缩。固定10周左右。桡骨下端严重粉碎性骨折要取髂骨植骨支持关节面的平整。

9.并发症

(1)早期：可能有中枢神经系统症状，若骨折完全复位后症状还没有消失，应密切观察。中枢神经系统损伤的发生率为3.5%，常因石膏太紧压迫所致，应立即将石膏管型切开，如用石膏托固定，将敷料剪开重新包扎。

(2)晚期

1)骨折畸形愈合：通常是因为治疗过程中骨折复位或断裂。如果前臂内旋不困难、无症状或症状不明显，大多数患者不需要手术。如果复位失败且手臂旋转受限，可以进行楔形截骨术来修复畸形。当前臂旋转受限时，应切除尺骨小头(不超过2 cm)进行骨移植，并保留尺骨茎突结构和三角纤维软骨盘。边缘截骨术后，如果系统不稳定，可使用克氏针改善固定。术后采用石膏管固定腕关节，中间位固定6~8周。

2)关节僵硬：如果不注重早期运动就会导致关节的僵硬，肩关节僵硬是一种常见的并发症,称为肩痛。通过不断的物理治疗和肩部活动,肩部功能可以逐渐恢复。

3)Sudeck 骨萎缩:是一种反射性交感神经营养不良综合征。表现为手腕肿胀、疼痛、皮肤萎缩和低活动,可持续数月。治疗方法是物理疗法,加强手和手腕的局部制动,并提供丰富的维生素。

4)正中神经压迫:由骨折畸形愈合、腕管狭窄或骨折末端的中枢神经系统直接受压引起。骨折畸形愈合被治疗时,骨折愈合在移除主骨后修复,神经减压在移除主骨后进行,从而导致神经压迫。在某些情况下,应进行神经松解和减压术。

5)肌腱断裂:在骨折数周后,可出现拇伸长肌腱断裂,其发生率约为1.1%。有时骨移位并不明显。最好从端到端的吻合处缝合肌肉。如果无法进行最后的吻合,则换用指固有伸肌代替拇伸肌或使用掌长肌进行肌腱置换,术后在拇伸肌外展处用石膏托固定修复4~6周。

(二)史密斯骨折

史密斯(Smith)骨折也称相反的柯力骨折。1847 年,史密斯描述了桡骨下端手腕的变化,其骨折远端向掌侧移位。一般很少见,但在老年女性可以发生。手法复位的步骤与柯力骨折相反,复位后保持腕背屈及前臂旋后位,用长臂石膏管型固定6周。

(三)巴尔通骨折

巴尔通(Barton)骨折为桡骨下端涉及桡骨关节面的骨折,同时有桡腕关节脱位,为1839 年巴尔通所叙述,较史密斯骨折多见,骨折线为斜行,达桡腕关节面,掌侧的骨折块向近侧移位,手部也向近侧移位。有时为背侧片状骨折。手法复位不易保持对位,需手术复位,用钢板螺钉内固定,术后用短臂石膏固定6周,然后练习手及腕部活动。

(四)桡骨茎突骨折

在跌落时,手部着地,将腕部极力偏向桡侧所致。骨折线为横行，从外侧斜向关节面，很少有移位。有移位时，要复位完善，避免以后发生创伤性关节炎。用短臂石膏托固定 4 周即可，固定时保持桡侧偏。如复位不易，则开放复位，用克氏针内固定，石膏托固定 4 周。

(五)儿童桡骨下端骨折

桡骨下端骨折及骺线分离，骨骺向背侧移位并倾斜，或同时径向倾斜，在骨骺移位的同时，常一起移动一个三角桡骨。桡骨下端骨折骨骺分离，不影响骨的生长，但骨骺线轻度的压缩虽然没有影响运动，但它仍然会影响骨骼的生长。骨骺早期融合，导致尺骨继续发育，下尺桡关节脱位，治疗方法同成年人柯力骨折。

(六)舟状骨骨折

舟状骨骨折占腕骨骨折的 71.2%，主要发生在舟状骨腰部，占舟骨骨折的 70%，舟状骨结节和近端舟状骨骨折分别占 10% ~ 15%。骨折线先自掌、尺侧开始，后达背外侧。多见于年轻人，儿童罕见。舟状骨骨折同时有其他腕骨骨折及脱位时，预后不佳。

1. 发生机制

舟状骨髋关节骨折的主要原因是腕关节的解剖结构超出了伸长率和桡骨间隙，这导致舟状骨旋转，舟状骨和月牙韧带逐渐断裂。在这个位置，在桡骨边缘画出舟骨的背侧，并画出桡骨的茎突轮廓和多边形骨，因此腰部骨骼断裂，系直接受压所致。

2. 临床表现

患者手腕背伸，手掌着地，跌伤后（如从单、双杠或跳马跳下时），感腕关节再移动时疼痛、鼻烟壶肿胀。腕关节再移动时疼痛加剧以及拇指和手指连接时患处疼痛都是被动的。

3. 分类

(1)类型 1：这是一种稳定的类型，没有骨折移位，没有肌腱损伤，也没有因腕部伸展、腕中骨旋后和尺骨偏斜或牵引而移位。掌屈位可以保证骨折的稳定性。无移位的舟状骨腰椎骨折（3% ~

5%)表明韧带功能不全,骨膜完整。平均愈合时间为15周。

(2)类型2和类型3:均不稳定;月骨周围韧带中度或严重且不稳定。由于韧带损伤,腕关节屈曲位置不能稳定骨折位置。

4. 诊断

鼻烟壶处肿胀并有明显压痛,不愿用力握拳,背伸时疼痛加重,握拳叩击第2~3掌骨远侧时感腕部疼痛。

X射线摄片,对于没有移动的骨折,腰舟状骨骨折在侧位片上很容易看到,如果骨折线不容易看到,可用CT扫描法显示出骨折线,同时可看出有无腕骨不稳定现象。舟状骨骨折移位,这可以从正后位图像中看到。背景图像就像一个台阶,桡侧的脂肪区域消失了。

舟状骨腰部骨折的骨折线有横行(与舟状骨垂直)、水平及斜行3种。部分患者早期X射线可无明显骨折征象,伤后2~3周骨折断端吸收,方可见明显骨折线。因此,对早期可疑有舟状骨骨折而X射线片无证据者,也可采用核素扫描的方法。如阴性可排除舟状骨骨折,如阳性结合受伤史可考虑为舟骨骨折。断层X射线片对诊断舟状骨骨折很有价值。

5. 治疗原则

处理舟状骨骨折的方法不一,但总的方针是根据临床表现制订治疗方法。在一处骨折中可贯穿着早期与晚期治疗两个方面。应注意,舟状骨骨折后,腕部极不稳定,舟状骨常向背侧屈,使桡、头、月骨的直线对位丧失,轴线呈"之"字形,治疗时需纠正。

从实验的生物力学上看到,保持腕部的桡偏及掌屈,加以保持良好对位,尺偏及背伸使靠近头状骨处的骨折线分离。在没有更换的情况下,使用包括拇指近端在内的短臂石膏进行修复,通常固定8~12周。移位复位后,患者用长臂石膏在桡侧偏置掌屈位治疗12~16周。

疑有舟状骨骨折的病例,应在石膏夹板固定2~3周后再摄X

射线片，以免漏诊，如有骨折，此时可见清楚的骨折线，然后再延长固定时间。舟状骨骨折的不愈合率高，Ban（1953 年）曾报道，二次世界大战时为 22%，London（1961 年）报道为 10%，近期报道为 5%～10%。舟状骨骨折 2/3 发生在舟状骨腰部，1/3 发生在舟状骨近段。骨折间有大于 1 mm 间隙，月、头骨角度大于 15°，或舟状骨、月骨夹角大于 45°，均为移位表现。85% 的不连接可由于移位所引起。治疗舟状骨各部位骨折的方法，下面分别加以叙述。

舟状骨中 1/3 为舟骨腰部骨折，为舟状骨骨折中最常见的部位。Bunnell（1964 年）认为比柯力骨折多，骨折延迟愈合及不愈合率高，多因固定时间不够或忽略未及时治疗所致。横行及斜行骨折比较稳定，固定 6～12 周预计会愈合，而垂直斜骨折则不太稳定。固定时间要长。固定拇指近节的目的在于解除拇展短肌的不利作用，用长臂石膏在于限制旋前及旋后活动，不使桡腕韧带影响舟状骨。6 周后可改用短臂石膏。只用短臂石膏固定，骨折愈合率达 95%。如果舟状骨骨折不稳定，应在牵引下复位，并用中指和示指掌指关节屈曲固定 6 周。在治疗期间，应定期检查，直到骨骼修复。必要时做断层扫描，核实骨折愈合的真实性。手腕有明显移位和不稳定，非手术治疗 3～4 个月后没有愈合迹象，非手术损伤 3～4 个月后有明显症状或症状的新骨折应通过手术治疗。然而，如果骨折情况不佳，没有症状且腕骨高度没有变化，可以继续进行非手术疗法。

6. 手术方法

（1）植骨术：为 1928 年 Adams 所介绍，Murray（1934 年）及 Burnertt（1934 年）报道用胫骨骨栓治疗舟状骨骨折不愈合的治疗经验。1937 年，马蒂使用骨移植修复舟状骨骨折。1960 年，Russell 介绍了一种改良的骨移植技术，该技术治愈率高，目前被广泛用作治疗舟状骨缺损的有效方法。但关节面有创伤性改变时，不能应用此法。舟状骨有无菌坏死或有囊性变时则可应用本法。

舟状骨有无菌坏死时,成功率低。用带旋前方肌肌蒂桡骨瓣植骨法优于一般植骨法。

(2)桡骨茎突切除术:Bentzon 1939 年采用了这种方法。在桡骨茎突被切除后,舟状骨骨折没有转化为骨不连。在鼻烟壶处骨膜下切除桡骨茎突,可用作植骨,有创伤性关节炎改变时,单做桡骨茎突切除效果不佳。不可过分切除桡骨茎突,否则会引起腕关节不稳定。

(3)克氏针修复:当舟状骨骨折伴腕关节不稳定和脱位时,可使用克氏针来修复骨折,同时减少腕关节脱位。术后用石膏托槽固定腕关节中心和桡侧屈曲。定期检查,直到骨折愈合。也可在电视 X 射线机透视下,经皮下用细克氏针(直径为 0.6 mm),于不同方向固定骨折,愈合率达 83%~88%。

(4)近排腕骨切除术:也为治疗舟状骨骨折不愈合的一种方法,老年及青壮年的舟状骨骨折不愈合,都可采用,但由于效果不满意,已不常使用。

(5)加压螺钉固定术:用于有移位的新鲜骨折及骨折不愈合均可,Hebert(1986 年)用此法治疗舟状骨骨折,成功率达 97%。

1)舟状骨近侧 1/3 骨折:舟状骨近 1/3 处的血液来自舟状骨髋部远端,但约 30% 的髋部血液质量较差,因此舟状骨的近 1/3 处骨折愈合不好,此部骨折的愈合期,要比中 1/3 骨折晚 6~11 周,有 14% ~29% 不愈合。治疗可用 Russe 植骨法治疗,如骨折块很小,可将其切除,塞入卷曲的掌长肌或小的硅胶假体,以保持腕骨稳定性。如骨折伴有腕骨不稳定,则做腕骨局部融合术。

2)舟状骨远侧 1/3 骨折(结节部骨折):临床少见,舟状骨结节在腕关节处,骨折后稳定,血液供给丰富,用短臂石膏托固定 3~4 周即可。垂直性骨折,用立体断层法才能发现,石膏托固定 4~8 周。

3)舟状骨不愈合且有创伤性关节炎时,可做舟状骨置换术,但退行性变范围广,腕骨不稳定时不能用此法。

二、腕骨脱位

月骨周围和月骨脱位占腕部损伤的10%。发生的原因多为间接暴力,导致手腕过度伸展、尺骨偏斜和手腕内侧。主要症状为局部轻度或中度肿胀、压痛,月骨、舟状骨明显压痛,腕关节活动受限,大、小鱼际处可有皮肤擦伤,韧带有松弛感。月骨压迫正中神经,手部功能出现障碍。

(一)背侧月骨周围脱位

背侧月骨周围脱位,这是比较多见的。通过X射线衍射可以很容易地看到,之后头状骨位于月骨的后部,月骨的位置没有改变。在X射线图像质量中,舟状骨的邻近部位向背旋转。腕骨重叠的相似性和差异性。舟状骨和月骨之间可能存在差异(称为Terrythomas征阳性)。同时,舟状骨变短,骨皮质呈圆形。

(二)月骨前脱位

如果手腕在摔倒时表现出极度的背屈,则月骨被头状骨和桡骨挤压到掌侧,侧位X射线像,头状骨与桡骨关节面接触,月骨到桡骨关节面前缘呈倾倒的茶杯状。桡骨与月状骨掌侧缘连线不呈C状而呈V形(Taleisnik征阳性)。如头状骨向背侧轻度脱位,月骨部分前倾,正位X射线像中头、月骨有重叠,月骨呈三角形。除观察X射线片上的表现外,还要注意有无正中神经及血管的压迫症状。

急性期及伤后数日内者均易手法复位,用臂丛麻醉,持续牵引5~10 min,在电视X射线机透视下先使腕背屈,继而渐掌屈;同时固定住月骨,使头状骨回到月骨窝内,持续牵引,手旋前。如月骨向掌侧脱位,医生用拇指向后用力推月骨即复位,但不可使腕背伸,防止头状骨再向背侧脱位。如无舟状骨脱位,在腕中位或微屈腕位用石膏托固定3~4周,并每周X射线复查1次,必要时固定8周。手法复位后发现腕部不稳定,则从鼻烟壶处用细(直径0.6 mm)克氏针在电视X射线机控制下经皮肤固定舟、头状骨及舟状骨、月骨。然后拍X射线片,放置良好,用石膏托固定,7～10 d后肿消,改用管型石膏8周,然后再换石膏托4周。手法复位不成功时,则施行手术复位,从掌侧或背侧切口,复位视情况而定,复位要完善。

(三)掌侧型月骨周围脱位

掌侧型月骨周围脱位,即月骨向背侧脱位,此种病例少见。可发生在手腕过伸位前臂旋后后手突然触地后,容易漏诊。X射线片显示月骨掌侧屈曲,头颅掌侧移位。手法复位一般可以成功,如手法复位失败就需要手术复位。

(四)经舟状骨骨折背侧型月状骨周围脱位

舟状骨骨折引起的月背脱位是指舟状骨髋部骨折后,远端节段随着头状骨向后移动,相应节段与月骨相连,与桡骨有密切关系。完全麻醉的手动复位可以在2周内完成。整修完成后,带拇指的短臂石膏腕轻微固定位置8周。受伤3周后,手法复位困难,需要手术复位,固定需8～12周。

(五)舟状骨脱位

单纯舟状骨脱位甚罕见。单纯舟状骨旋转半脱位也较少见,为背侧型月骨周围脱位的第一阶段,早期诊断很重要,临床表现为月骨周围脱位。X射线正位像可看到舟状骨、月骨间隙变宽(Terrythomas征阳性),侧位像Taleisnik征阳性。

局部麻醉下,手腕微桡偏及背伸牵引可复位,单独用石膏固定不能保持复位,要用细(直径0.6 mm)克氏针经桡骨茎突固定舟状骨,同时固定舟状骨、月骨,共固定8周。如手法复位失败,尤在晚期病例,即使开放复位也较困难。做腕背侧切口,手术复位舟状骨,用细克氏针固定舟、月状骨及舟状骨、头状骨,仔细修复腕背侧韧带。石膏固定手腕微屈位(0°～5°),8周时去除克氏针再用石膏固定4 周。行理疗及体育锻炼以恢复腕部功能。

三、腕关节韧带损伤

手腕的损伤是常见的,损伤取决于以下因素:①我们的腕关节的主要部分受到负荷;②负荷的大小和持续时间、伸展功能的延长容易损伤舟状骨和月韧带;③手腕所有韧带受到的负荷。通过生物力学和解剖学,手腕有很多功能,这部分的韧带很容易受到损伤。例如,通常是在大鱼际失去负荷的情况下,桡腕韧带首先受损,然后影响尺桡腕关节韧带。从其性质来看,正是外力导致舟状骨和腕骨远端线从月骨缓慢移动到尺骨侧。腕关节韧带损伤后,不规则的腕关节可能会出现不同程度的损伤。

(一)临床表现

在局部肿胀、压痛、腕关节脱位或长韧带损伤的情况下,有局部散点痛和大面积疼痛,抓握力较弱。腕关节运动时可能会有咔咔声,有时会出现关节积液。

(二)治疗原则

对于腕部韧带损伤,如果没有发生腕部骨折或脱位,用石膏治疗 10 d,然后配合身体修复,进行手腕活动。除物理治疗外,长期而言,还应使用护腕来减少手部活动。手腕有不稳定感,可以进行局部腕关节融合。

第四章　下肢损伤

第一节　股骨干损伤

股骨骨折是临床上最常见的骨折之一，占全身骨折的6%。股骨是身体中最长、最大的骨骼，也是下肢最大的骨载体之一。如果不治疗，会导致下肢麻木和功能不良。目前，治疗股骨干骨折的方法有很多，应根据患者的位置、类型和年龄进行选择。无论选择何种治疗方法，均应遵循力线和有效分支的长度，不得旋转。尽量用微创技术保护骨折的局部血供，促进愈合；采用生物固定和早期康复的原则。

一、伤因、分类与诊断

（一）致伤原因与病理

大多数骨折是由直接暴力造成的，如脱位、挤压等；一些裂缝是由直接暴力造成的，如力、扭转、高空损失等。裂缝是由裂缝造成的。前者常导致横向或粉碎性骨折，后者常导致斜向或螺旋形骨折。儿童股骨干骨折可能是不完整骨折或螺旋状骨折；成年人股骨体骨折后，内部血流量可达500～1 000 mL。如果血液流出较多，骨折后数小时可能会发生休克。挤压伤引起的股骨干损伤可导致挤压综合征。

股骨干上 1/3 骨折时,由于髂腰肌、臀内肌、小旋转肌和外旋肌的作用,骨折的近端节段因屈曲、外展和外旋而移位;远端骨折段向后、向上和向下变化。

在股骨干中部 1/3 骨折的情况下,骨折端无一定规律移位,取决于受力方向;如果骨折端仍相邻而不重叠,由于内收肌的作用,骨折向外倾斜。

股骨干下 1/3 骨折时,由于膝后关节囊和腓肠肌的牵拉,骨折远端容易向后倾斜,可能导致动脉、静脉和血管受压或损伤。静脉血管常见于胫神经和腓神经同时内收骨折的近端。

(二)分类

根据骨折的形状可分为:

1. 横行骨折

大多数是由直接创伤引起的,骨折线是横向的。

2. 斜行骨折

常因间接暴力所致,骨折线呈倾斜状。

3. 螺旋形骨折

常因强烈旋转引起,骨折线呈螺旋状。

4. 粉碎性骨折

骨折碎片在 3 个以上的(包括蝴蝶形的),如粉碎、碾压等。Winquist 根据粉碎程度将粉碎性骨折分为 4 类。

Ⅰ型:蝴蝶像骨架一样小,对骨折没有影响。

Ⅱ型:大型骨折,但骨折近端和远端仍保持 50% 以上的皮质接触。

Ⅲ型:大骨折,近端和远端接触压力小于 50%。

Ⅳ型:节段性粉碎性骨折,近端和远端无接触。

5. 青枝骨折

最后的断裂处还没有完全切断,这对儿童来说更常见。因为骨膜厚,所以硬骨大。受伤时未完全断裂。

(三)诊断

常有外伤史,伤后四肢剧烈疼痛,活动不畅,局部肿胀压痛,活动异常,四肢短缩,四肢外翻倾向。X 射线可以做出诊断。尤其要检查股骨粗隆和膝关节标志物,避免其他损伤,如髋关节脱位、膝关节骨折、神经损伤和神经痛等。

二、成人股骨干骨折的治疗

(一)非手术治疗

由于患者需要一直静卧、住院时间长和并发症多,股骨干骨折和脱位骨折的非手术治疗已逐渐减少。目前,骨牵引已被更频繁地用作术前或其他治疗。但骨科医生同样应熟悉、掌握骨牵引治疗股骨干骨折。

适用于各种骨折的治疗:股骨上、中 1/3 可采用胫骨结节牵引,下 1/3 骨折可采用胫骨结节或髁上牵引。

对于斜、螺旋、粉碎和蝶形骨折,牵引过程中会发生自复位。横向骨折的复位只能在重叠骨折完全缩回后进行。尤其要注意"背侧脱位",最后进行人工复位。

牵引要求及注意事项:①将患肢置于带副架的 Toma 架或 Porlan 架上,以利于膝关节运动和控制远端旋转;②主要测量下肢长度和骨折轴;③复位要求,无重叠、无角度、水平位移≤1/2 直径、无旋转。

治疗期间的功能锻炼:第二天开始练股四头肌收缩和踝背屈,第二周开始提臀练习,第三周双手浮杠,健全的双脚踩在床上,收紧腹部,收紧臀部抬起大腿与小腿对齐,增加臀部和膝盖的活动范围。从第 4 周开始,可以扶着床尝试站立练习。骨折临床愈合后,解除牵引,利用拐杖逐渐行走,直至 X 射线检查骨折愈合。

(二)手术治疗

近年来,由于内固定器械、手术技术的改进及人们对骨折治疗观念的改变,股骨干骨折现在倾向于手术治疗。除了考虑软组织损伤的位置、类型、程度、是否存在合并损伤及患者的一般情况外,骨折的手术治疗也应根据两个原则进行选择。首先,应提供具有足够强度的内固定材料,以便在固定后进行早期功能锻炼,而不会出现骨折和骨折愈合前内固定设备故障;其次,骨折固定应提倡微创方法,以尽量减少对骨折局部血液供应的损害,内固定设备不应具有应力集中且符合生物固定原理,以促进骨折愈合。

成人长轴骨折的治疗,包括股骨的治疗,在 20 世纪 90 年代,治疗理论从 AO 刚性内固定转变为 BO 生物接骨术。虽然对生物骨合成的内容没有统一的理解,但原则是尽量使骨折愈合遵循骨折后生物的自然愈合过程;骨膜和软组织在骨折愈合过程中起着重要作用,骨髓中的血液供应也是一个重要因素。髓内钉固定是轴向固定,其生物力学优于外钢板偏心固定。因此,生物接骨术的意义应该包括不剥离或尽可能少地剥离骨膜,不扩髓,尽可能多地使用髓内固定,以使骨折的上下关节早期移动并提高骨折愈合率。髓内钉的发展从梅花髓内钉、扩髓髓内锁定钉到未扩髓髓外锁定钉。目前的髓内扩张自锁钉更符合生物骨合成的原理。

1. 钢板螺钉固定

解剖复位、骨折碎片之间的压缩以及钢板和螺钉固定用于治疗股骨干骨折。因为手术不需要矫形手术台和 X 射线图像增强器,所以它仍然适用。目前,由于适应证选择不当、应用方法错误、过早完全负重、内固定失败和高松动率,导致骨折延迟愈合或不愈合。应认真掌握适应证。儿童骨折,因为钢板固定不需要穿过骨骺线,不会影响生长发育;没有髓内钉固定装置或不适合髓内固定的患者可采用钢板和螺钉固定。手术方法:水平或侧向躺在股骨外侧切口上,向前抬起股骨外侧肌肉,结扎血管的穿支,用持骨钳夹住骨折端,依靠向外成角和骨膜螺丝刀撬动复位。钢板放置在股骨后外侧。首先,在相邻断裂部位拧入两个动态压缩螺钉,然后在钢板两端拧入螺钉,然后依次拧入其他螺钉。骨缺损者应进行骨移植。不需要恢复大腿外侧肌并放回原位,进行负压引流,依次缝合切口。术后采用外固定架进行保护,直至骨折愈合。

由于接骨板固定股骨干骨折,抗肌肉牵拉力不足,术后需外固定保护。术中骨膜破坏较多,骨折愈合慢,现较少使用。

2. 髓内钉

梅花针为第一代髓内针,固定作用机制为:梅花针与髓腔壁相互压缩产生的摩擦力控制骨折端的旋转和剪切力。因此其绝对适应证为股骨干峡部横行骨折、短斜或短螺旋骨折、粉碎性峡部骨折、长斜和长螺旋骨折及股骨干近端和远端骨折,梅花针的抗旋转、抗短缩能力有限。梅花针的进针点为梨状窝,可以通过顺行或逆行穿针固定。由于防旋能力有限,逐渐被带锁髓内针所替代。1972 年,Klemm 和 Schellman 报道了锁定髓内钉用于固定股骨干骨折。Gross 钉、Kempf 钉和 Morris 钉也都相继出现,治疗股骨干骨折取得了满意的结果。由于锁定髓内钉的结构特点,髓内钉具有一定的弧度以适应股骨干前弓的结构。此外,髓内钉近端有一个斜螺纹孔。螺钉穿过孔并固定在转子上。螺钉和髓内钉形成 150°角。在距髓内钉远端 4 ~ 8 cm 处,有两个非螺纹水平孔用于远端锁定。支撑器械是冲击器和锁定钉导向器。后者用于在插入髓内钉后使斜螺钉准确地穿过螺钉孔到达小转子。另一组锁定钉导向器在图像增强荧光透视下引导远端锁定钉的侧向锁定。

(1)锁定髓内钉的设计和原理:保持普通髓内钉优点,克服普通髓内针缺点。交锁髓内钉仍然保留了普通髓内钉的优点。作为骨折的内夹板,它固定在髓腔内,嵌入髓腔内壁。髓内钉将骨折固定在轴的中心轴上;力臂从断裂处延伸到轴的两端,比钢板大得多。闭合穿刺对骨折部位的干扰较小,髓内钉的移除比钢板的损伤小。同时,锁定髓内钉还克服了普通髓内钉的狭窄手术适应证,该适应证仅适用于股骨的1/3横向、短螺旋和短螺旋骨折,并将髓内钉适应证扩展至粉碎性、长螺旋、长斜骨折、股骨两端骨折和多发性骨折、骨缺失等。

骨折的最大稳定性是通过横向锁定钉获得的:对于峡部外髓腔的大部分宽度,交锁髓内钉可以通过横向锁定螺钉与长骨形成一个整体,因此具有最大的稳定性。锁定髓内钉的远侧和近侧锁定钉还可以防止缩短和旋转移位,并在固定中起到很强的作用。这种固定方法也称为静态固定。对于横向和短斜向股骨骨折,仅远端或近端固定,另一端不固定。骨折端可沿髓内钉产生微运动和纵向压力,形成嵌体,有利于骨折愈合,从而形成动态固定。有些骨折在早期需要静态固定,但在骨折愈合到一定程度后,可以先拔出锁定钉的一端,用动态固定代替。

(2)操作:仰卧位有利于骨折远端的侧向螺钉插入和远端旋转的控制。患肢水平内收,健康肢弯曲或伸展,以便于放置图像增强器。锁定钉插入的方式与传统方式类似。扩髓髓内钉的直径应比髓内钉直径大1 mm,以便骨折部位对齐,插入导针,然后插入适当长度和厚度的髓内钉。根据损伤类型选择静态或动态固定方式,并将导向器连接到冲击器,这样螺钉可以轻松斜穿螺钉孔到达小转子。一般的远端横向螺钉锁定方法将在图像增强器的显示器下进行,也可以使用准直器完成。

(3) 锁定髓内钉应用中存在的问题

1)术前X射线检查:应从股骨的正面和侧面拍摄股骨全长的X射线片,以确定骨折类型,测量骨的长度和髓腔的宽度,作为选择髓内交锁钉长度和厚度的依据。对于严重粉碎性骨折,很难测量长度,因此可以采取健康侧X射线片进行测量。

2)髓内钉类型选择:除非轴骨折具有良好的稳定性,否则通常最好使用交锁髓内钉。稳定骨折:如果股骨上部和中部骨折为水平或短斜骨折,可使用动力锁定钉进行治疗,但对于任何程度的粉碎性骨折或股骨远端和近端骨折,应选择静态交锁髓内钉。

3)手术体位:仰卧位有利于术中观察、骨折复位和旋转控制,但通常很难暴露大转子顶点和正确的插入点,因此患肢内收和躯干应向健侧倾斜。

4)髓内钉的插入方法:封闭式穿刺钉有利于减少感染和提高愈合率,但需要高技术。操作员有大量的 X 射线曝光。当难以闭合穿刺钉时,可以做一个小切口,尽可能少地剥离软组织。骨膜螺丝刀可用于撬动复位,导针可沿此插入。据报道,这种小切口复位方法的结果与闭合髓内钉的结果相似。

5)髓腔扩大:在插入髓内钉之前,髓腔应通过髓腔挫来扩大,这有利于使用更粗的髓内钉,可以增加髓内钉与髓腔壁之间的接触面,从而加强骨折的稳定性,避免髓内钉疲劳断裂,有利于早期负重锻炼。许多学者认为,用锉刀扩张髓腔会破坏血液供应并对愈合产生影响,但也有许多学者发现血液供应很快便能恢复,失活的组织可以重新血运化,甚至骨折周围的骨痂也更丰富。总的来说,用锉刀适当地扩大髓腔的优点大于缺点。关于扩大髓腔可能导致脂肪栓塞的论点尚未得到更多支持。

治疗成功的关键在于:①选择合适的髓内钉长度和直径。股骨骨折直径大于 10~11 mm,钉是一个大转子,高出关节面 2 cm。②远端应锁定两颗螺钉,尤其是第二次手术中陈旧骨折的静态锁定,手术期间需要进行扩髓。髓内钉远端互锁孔与骨折线之间的距离应大于 5 cm。由于螺旋骨折线超过远端互锁孔,术后应根据需要增加短期外固定,以加强稳定性。③髓内钉插入点。关于髓内钉插入点,大多数文献介绍它从梨状窝进入,但在手术中很难确定梨状窝的位置。建议以转子间窝和大转子内壁为标志,可插入大转子前后缘中间。过度向内偏斜容易导致股骨颈骨折,向外偏斜可能导致股骨干成角。④闭合钉子有时费时费力,而且 X 射线照射量很大。建议当牵引、复位和手术台对中对骨折不理想时，应立即在骨折部位的大腿外侧切开约 3 cm 的小切口，切开皮肤、皮下和阔筋膜，分离大腿外侧肌肉和骨折远端，不剥离骨膜，用骨膜撬动并调整下肢牵引力，将骨折复位导销移动到骨折远端。⑤应合理使用远端准直器和非武装图像增强器来引导钉的插入。髓内钉远端交锁是髓内钉治疗的瓶颈。远端准直器由髓内钉、转换器、定位钩和远端互锁装置组成，形成平行四边形。事实上，这是一个三维瞄准过程。任何轴都未对齐，平行四边形也发生了变化，导致远端锁定不准确。因此，要求在手术过程中无阻力地插入髓内钉，以避免髓内钉变形和移位；插入定位钩时，定位钩应垂直，不得随意倾斜去改变方向；手术前对远端准直器进行轻微调试，以纠正重复使用造成的轻微变形；在操作过程中必须尽可能保持稳定。即便用了，准直仪的成功率也只有 70%。一旦产生问题，远端锁孔立即切开 2 cm，图像增强器用于股骨外侧位置。当髓内钉锁孔为圆形时，从圆形中央投影点钻入股骨下端外侧，锁孔位于对侧皮质外。确认它已穿过键孔，然后拧入螺钉。

6）术后观察：术后第一天应锻炼股四头肌，并尽早启动持续被动运动装置进行被动活动。拆线后，可以利用拐杖走路和站立，部分适当负重。手术 6～8 周后，可根据愈伤组织的情况再次进行完全负重。由于稳定骨折是用动力髓内钉固定的，因此可以在早期阶段进行完全负重。如果是刚刚骨折的患者，那么在 3 个月内骨痂数量较少，而陈旧骨折患者 6 个月内骨痂较少，建议将静态固定改为动态固定。

3. 内螺纹髓内扩张自锁螺钉

内锁髓内钉已广泛应用于股骨骨折的治疗，并取得了良好的效果。由于其结构，应力也增加了，有近 4% 的患者锁定钉或髓内钉断裂。此外，在操作过程中必须配备 X 射线透视机和其他必要的设备。为了克服上述缺点，李建民设计了一种自愈机制，以提高股骨干骨折愈合率。内固定是生物固定,更容易修复。

(1)髓内扩张自锁螺钉的特点:它有外螺纹和内螺纹。外部螺钉为不锈钢螺钉,直径为9 mm。螺钉的两侧像"螺丝"一样是"燕尾"形,下端的两侧像滑轨一样是15°~20°的斜面,因此内针插入后,其翼在两侧张开。螺钉体前后各有一个凹槽,具有股骨解剖中心弯曲的弧度,其截面是一个滚动翼"工"形梁。内针的横截面是等腰三角形。它的上部沿三角形高度的方向扩大为矩形宽度。它的下端由1.6 mm 的扁平矩形横截面组成,形成两个延伸到两侧的机翼。结构相同,其上部用螺纹连接,用于打入和取出。在将内螺钉插入外螺钉之后,其上端被拉入股骨端部的松质骨的宽度(约3 mm),并且中间内螺钉的外边缘被外螺钉保护约1 mm、1.5 mm和2 mm 不等,用于适应不同的腔宽,它嵌入股骨上肢和下肢的髓腔狭窄部分和松质骨里。它的下翼沿着外螺钉的斜面延伸,并插入股骨髁。主要用于控制旋转和断裂部位移动,传递扭矩,防止集中。

(2)髓内可膨胀自锁螺钉的开发过程和生物器械检测:髓内可扩张自锁螺钉是一种多螺钉固定系统,其中外螺钉具有刚度,内螺钉具有良好的刚度,并具有一个侧牙。外螺纹的直径很小。每个内螺纹与外齿的不同宽度相结合,用于调整不同腔之间的间隙,并嵌入髓腔的内壁,切入端管状骨的松质骨。与带锁紧螺钉的横向螺钉相比,两个侧翼从钉接头内部的下部分离,抵抗扭矩,并且没有施加集中力。内螺纹体和外螺纹体结合在一起,其弯曲强度等于内螺纹的厚度。主螺杆顶部的防短路螺母与内螺杆下部分离的十字翼相结合,具有良好的防短路操作性能。

生物力学实验表明,其扭转刚度与GK螺钉相似,具有良好的抗弯性能。轴向压缩的短期保护能力等于体重的2倍,可引起骨位移的最小载荷为1 158 N。在1 200 N的轴向压力下,收缩变形较小,应力被破坏以避免应力,更符合生物固定。

(3)髓内扩张自锁螺钉的操作技术

1)工作的初步准备;髓内钉的长度和宽度应根据骨折的X射线表现和健康肢体骨骼长度的测量来选择。外螺钉的螺钉尾部长度应比转子间骨高出2 cm,远端应到达髌骨上部。髓腔峡部的宽度加上外螺钉的宽度加2 mm是内螺钉的横向宽度。如果峡部宽度小于9 mm,应按9 mm计算,手术时延髓应扩张至9 mm。

2)患者处于卧位,腿部撞击大腿上部和后部,大腿外侧肌肉从外侧肌肉向前拉,露出股骨。如果有骨折复位床和C型臂X射线机,最好关闭螺纹针或切开螺纹钉。对于那些向前移动的人,首先露出髋部的转子间骨。对于逆行的患者,在断点处剥离骨膜,直到髓内钉可以释放。首先,放置9 mm扩孔器,使其穿过峡部,然后使用扩孔器的导销穿过转子间窝取出。然后,将外螺钉放在骨折表面上,重建骨折部位,将外钉放在髌骨上部,然后插入内螺钉。远端分叉后,螺钉固定阻止了转子间窝螺母的旋转。

3)术后无须任何外部固定,可在第二天对受影响的身体进行运动,2周后可用拐杖减轻身体的一半重量。

(4)髓内扩张自锁螺钉的临床应用:目前采用髓内扩张式自锁螺钉治疗各类股骨干骨折530例,骨折愈合率为90.9%,内固定失败率为2.1%,肢体功能恢复率和良好率为97.7%。林允雄等用髓内扩张自锁钉治疗股骨干骨折43例,包括股骨上、中、下1/3骨折,横行、短斜型、粉碎、多段骨折。随诊13.4个月,骨折均愈合,平均3.2个月,功能恢复优良率97.7%,固定无失误。这种方法的优点是:对骨膜的损伤较小,无骨膜切割或螺钉闭合复位时对骨膜损伤较小;对骨髓损害较小;无铰孔;骨髓腔接触点长;无骨端锁定螺钉,无应力集中;内外螺钉有一些自由度,可以抵抗弯曲和扭转;它具有平均的抗缩短效果,也能保持裂缝末端的物理强度。

三、内固定方式选择

股骨骨折内固定的选择取决于骨折的位置和类型。通常情况下，如果是狭窄、水平或短斜坡稳定骨折，可以使用梅花形断髓内钉进行内固定；对于股骨上1/3和中1/3的狭窄和乳突骨折、多发性骨折或不稳定骨折，应首选带锁螺钉和髓内扩张自锁螺钉；对于有大面积污染物的裂缝，外固定器也可以作为首选。伤口覆盖后（大约2周），将外固定转化为髓内螺钉固定。

第二节　小腿损伤

一、概述

胫骨和腓骨是长管状骨最常见的骨折，占骨折体总数的8%～10%。交通伤最为常见，而跌倒伤较为少见，最严重的损伤出现在交通伤。

胫骨和腓骨由于位置的原因经常会受到直接外力冲击和滚动破坏的影响。因为胫骨的中前部靠近皮肤，所以开放性骨折更常见。其特征是严重损伤、严重创面、严重骨折和污染及软组织缺损。胫骨骨折愈合缓慢，常常可以引起永久性的后遗症。由于胫骨骨折的严重程度不同，每种治疗方法并不适合于所有患者。合适的治疗方法包括从骨折可以忽略不处理到必须截肢。胫骨骨折的治疗考验外科医生的经验和技术，用什么方法处理最好，一直是骨折治疗中争议最多的问题之一。

（一）损伤原因

1.直接暴力

胫腓骨干骨折通常由重负荷、踢、冲击伤或车轮挤压伤引起，暴力主要由小腿外侧引起。裂缝通常是横向的或短斜的。大多数重大事故或交通事故都是骨折。两条虚线通常在同一平面上。如果裂缝是横向的，暴力的一侧可能有一个三角形。骨折后，骨折端将发生重叠、成角度并旋转。因为胫骨前部在皮肤下方，骨折的末端会进入皮肤，肌肉会更加暴露。如果轻微创伤和皮肤没有破裂，如严重感染和血液供应质量差，也可能发生皮肤坏死和骨感染。严重的移植和移植损伤可导致皮肤剥离、肌肉撕裂和骨折。

骨折部位中部较高，低于1/3，表现为神经损伤、组织损伤少、血液质量差。愈合和灭菌的效果很高。

2. 间接暴力

骨折是由高度骤降、脊椎旋转过猛或滑动损伤引起的，尤其是当骨折线倾斜或螺旋形时；腓骨骨折线高于胫骨骨折线，组织损伤较小。然而，有许多骨折移位会使骨折端穿透皮肤，使其穿刺形成开放伤口。

断裂取决于外力的大小和方向。肌肉劳损和受伤肢体的严重程度等因素。小腿外部骨折更容易加重，因此骨折的末端可以是内部骨折。小腿的重量可以使骨折向后倾斜，脚的重量可以让骨折远端向外翻转，肌肉可以导致骨折两端重叠并发生变化。

儿童胫腓骨骨折通常较少受到外部损伤。此外，儿童骨皮质的严重程度较大，多为腿部骨折。

(二)类型

胫骨骨折可分为3种类型。①单纯性骨折：包括斜、横、螺旋形骨折。②蝶骨骨折：蝶骨骨折的大小和形状各不相同，蝶骨骨折是由扭转应力引起的。如果块体较长，蝴蝶形骨折块处可能有另一条骨折线，直接击中。③粉碎性骨折：一处骨折破碎，多处骨折。

1. 腓骨单纯性骨折

腓骨单纯性骨折很少见，通常是由小腿直接外侧脱位引起的。在产生断裂外力的位置，断裂线是水平的或离散的。因为胫骨被加工成支撑材料，骨折很少移位。然而，当腓骨头下骨折时，应注意腓总神经是否有损伤。一般情况下，如果腓骨不影响踝关节的稳定性，就不需要复位，可以用石膏支架或夹板修复4～6周；如果骨折程度很轻，只需使用弹性包裹物将其紧紧包裹，并使用手杖防止行走，那么骨折就可以修复。

2.胫骨或腓骨应力性骨折

（1）病因：胫骨或腓骨应力性骨折，多见于运动员、战士或长途行走者，胫骨发生率较腓骨高。由于训练，胫骨上部1/3的凹陷骨折在新兵中最常见，腓骨应力性骨折在踝关节上部最常见。

（2）疾病的原因是反复的轻度应力引起的骨折区域，导致骨缺损不断，但局部治疗速度缓慢，最终导致骨折。

（3）临床症状：运动或步行一定距离后，出现局部疼痛，休息后疼痛有所改善，运动、步行距离长或手术后疼痛加重。局部肿胀、压痛，有时还会出现隆起。X射线片的变化出现较晚。通常，2周后，可能出现异常线，显示骨质疏松区或骨密度区。之后出现骨膜骨再生和骨痂生长因子。

（4）治疗：大多数压力通常来自运动，在诊断后停止受影响肢体的运动和休息即可。症状明显时，可用石膏托固定。

（三）治疗原则

胫腓骨骨折的治疗目的是恢复小腿的承重功能。因此骨折端的成角畸形与旋转移位应该予以完全纠正，以免影响膝踝关节的负重功能和发生关节劳损。除儿童病例外，虽可不强调恢复患肢与对侧等长，但成年病例仍应注意使患肢缩短不多于1 cm，畸形弧度不超过10°，内外翻不超过5°，两骨折端对位至少应在2/3以上。

（四）预后

胫骨干骨折会妨碍负重和运动（至少早期是这样）并会引起疼痛和不稳。如果是开放性骨折，严重的感染会威胁生命或下肢的存活。开放性骨折可伴有即刻性或延迟性的神经血管缺损，同样会威胁下肢的存活和功能。虽然胫骨骨折的平均愈合时间大约为17周，但是患者往往需要更多的时间以完全恢复，有些患者需要1年或更长时间。Gaston等发现，在采用髓内钉治疗孤立胫骨骨折后的1年，患肢膝关节的伸屈力量要比对侧小15%～25%。胫骨骨折造成的长期功能损害是常见的，而且骨不连只有经过附加治疗才会愈合。骨折对位不良或者膝踝关节软组织挛缩，会导致畸形。胫骨骨折本身通常不是致命的，但是其恢复期长，而且存在潜在的永久性功能障碍的可能，这必须引起重视。

二、手法复位外固定

适用于3周左右的稳定性骨折或不稳定性骨折。纤维处理后，石膏用于外固定。

(一)稳定性骨折

对于横向骨折和短斜骨折，复位后骨折没有移动或稳定接触，且在麻醉中没有侧向移动、手法复位和外固定的趋势，即长腿石膏固定。膝关节应保持在20°的轻微弯曲位置。石膏干燥后，可以用拐杖辅助在地上试着行走。2～3周后，可以开始负重行走。

(二)不稳定性骨折

对于倾斜、螺旋或轻微粉碎性不稳定性骨折，简单的外固定无法维持正常操作。在局部麻醉下，可以用针拉动跟骨，用螺旋牵引杆牵引复位，用腿部石膏进行局部外固定。术后常规手术4～6 kg体重，持续3周。修复纤维后，去除牵引力，继续用长石膏枝进行修复，直到骨骼修复。

骨折复位后，还可以使用小夹板修复具有良好轴的稳定骨折。小夹板固定的优点是固定在关节内，不影响膝关节和踝关节的功能。如果可以控制固定，并注意功能锻炼，固定往往很快，因此小固定的固定时间比石膏固定的短。但是，小夹板固定的位置有限，压力不均匀，压垫部位的皮肤会坏死。需要密切监测。如果小夹板包裹得太紧，会导致小腿中央区域的组织坏死，这是应该避免的。

石膏固定的优点是可以根据四肢的轮廓成型，改进是可靠的。

但是，如果绷带太紧，可能会导致肢体缺血甚至坏死；如果绷带太松或肿胀，肌肉会松开石膏，骨折会移动。因此，有必要在每次治疗过程中密切观察。如果绷带太紧，必须及时切开。如果松了，必须及时固定。一般来说，胫骨和腓骨骨折急诊治疗后，应更换石膏一次，为期 3 周。更换后，良好的石膏包不会随意改变，因此不会影响骨折治疗。然而，应定期随访，以评估石膏是否松动，并指导患者锻炼。

长期石膏固定的缺点是在关节处固定过多，胫骨骨折愈合时间长，主要影响膝关节和踝关节的功能。因此，当石膏固定后 6 ~ 8 周形成骨痂时，可以使用小夹板进行修复，关节功能可以开始恢复。据 Sarmiento 报道，在小腿石膏固定胫骨和腓骨骨折 4 ~ 8 周后，使用了下膝管状石膏，即在敷料过程中应适当设计胫骨髁和髌骨，以减少胫骨旋转。它的形状有点类似于髌腱支撑假体，这使得支撑力线沿着胫骨髁的轴到达踝关节。相信这种方法可以减少延迟修复和失败的发生率，并尽快恢复膝关节的功能。虽然骨折的末端可以短一点，但角度畸形不会发生。

三、开放复位内固定

胫腓骨骨折通常需要长时间的骨修复，长时间的石膏外固定会影响膝关节和踝关节的功能。此外，由于各种因素，如肌肉萎缩和患肢的严重程度，治疗期间可能会发生骨折。因此，开放复位和内固定在不稳定骨折中的应用越来越多，不同类型的骨折可以采用不同的方法和内固定技术。

（一）螺丝钉内固定

对于斜向或螺旋形骨折，可使用螺钉进行内固定。切开复位后，可使用一个或两个螺钉固定裂缝的断裂点，以保持骨折的平衡，然后用填充石膏包裹。2 ~ 3 周后，在 10 ~ 12 周内未使用石膏填充治疗。然而，一两颗螺钉只能控制骨折，只能起到所谓的骨缝合作用，而且固定并不稳定。在整个修复过程中，需要对外部进行石膏固定。

（二）接骨板固定

有移位的不稳定胫骨近端和远端1/3骨折，合并用膝、踝关节内骨折，特别是当难于插入髓内针或者要求精确的解剖复位时，采用接骨板治疗是最佳选择。然而对于软组织受损或者有缺损的患者，接骨板固定是禁忌的。使用接骨板应该满足以下条件：接骨板表面应该有健康的软组织覆盖，建立稳定的骨—接骨板结构，允许有效愈合，不过多剥离骨膜及软组织。骨折间隙水平的骨膜要被剥离，但仅仅限于清理骨折段和判断骨折复位所必需的范围之内。接骨板将放置于未剥离的骨膜表面。胫骨干骨折，最常使用DCP4.5和LC-DCP4.5接骨板。新型接骨板如窄的LC-DCP4.5和PC-fix，适合于骨膜外放置，它与骨的微小接触是用来保护骨膜血供的。标准的接骨板固定要求在骨折任何一边至少有6个皮质固定。对于简单骨折。可以采用传统的AO原则，采用碎片间拉力螺钉加压的接骨板固定方法；对于复杂骨折，不要求精确复位，采用微小显露和间接复位技术，恢复肢体长度，纠正旋转和对线，使用长接骨板（8～10孔）桥接骨折区域，不必固定每一个钉孔，骨折线两端各用3～4枚螺钉固定。较长的接骨板能够增加稳定性，对于增加最远处和最近处螺钉之间的跨度相对干在较短的跨度内使用较多的螺钉有可能会更稳定。较长的接骨板可以省去40%的螺钉同样达到增加表面张力和刺激间接愈合的作用，故不会影响愈合的效果。

经皮接骨板的应用是近期在传统ORIF技术的改良，是生物型骨折固定理念（BO）的体现。微创入路减少了创口和骨折愈合时并发症的发生。微创性接骨板保持了局部的血供。通过非常有限的切口，以减少软组织的损伤和保留骨的血供，使用接骨板的兴趣有所增加。特殊设计的置入物和器械如：锁定加压板（LCP）及

LISS系统,通过锁定螺钉提供角度的稳定性提高了骨折稳定性。复位技术也由通常需要较多骨暴露的骨块间复位和内固定,转向“间接复位”。使用AO牵开器或外固定器有利于获得间接复位,间接复位技术使软组织得以保留,保护了外骨膜的血供,避免了应力遮挡效应,有利于骨折愈合。

(三)髓内钉固定

1. 手术方法

患者平卧,屈膝90°,在髌骨肌肉内部的切口处,新骨从胫骨上部前部(外关节)的后部进入髓腔。在C型臂X射线机的观察下闭合并切除新骨折。将针插入远端,插入并打开内螺钉。与此同时,助手紧紧地推着脚后跟,以挤压骨折线。操作在大约半小时内完成,与螺钉锁定相比,节省了时间和更少的血液。术后不需要外固定。用这种方法治疗的所有病例均治愈。

2. 髓内钉固定的优点

(1)生物力学:①内外针结合,螺钉体刚性大,无重复性,具有扩孔和自动螺钉的优点。②髓内钉位于髓腔附近。从髓腔的狭窄处到两端,内针与骨腔接触,没有任何应力。髓内锁定螺钉,无论是否铰孔,在髓内螺钉和髓腔之间有显著差异。应力集中在两端的螺钉刚度上。当锁端螺钉断裂时,强度提高较弱,因此轴线不均匀,断裂不愈合。③骨折端的运动功能。在骨折两端插入髓内锁定钉后,骨折端失去肌肉张力,这对骨折不利。手术后有必要移除螺钉锁定的一端,以形成正确的固定。尽管髓内钉固定的髓内发育达到稳定点,但它不是“固定”的,骨折端可以接受生理压力。

(2)临床方面:①髓内钉固定的手术操作相对简单,无须扩髓或锁钉,适合于无透视设备的基层医院及野战条件下使用;②固定可靠;③不复发、闭合复位而不剥离骨膜、控制骨折周围软组织的血流及髓内轴向固定的优点更符合骨移植的原则。

(四)外固定架

对胫骨骨折和其并发症可以合理使用外固定架进行治疗,其适应证如下。当髓内钉和接骨板不适合立刻使用或存在风险时,外固定架对中度或重度胫骨骨折的治疗是有价值的。外固定架对软组织损伤小,可以根据具体情况在以后用内固定替代,也可以作为最终的治疗手段。外固定架与接骨板相比可以减少开放性骨折中感染的风险。随机的临床前瞻性研究表明,髓内钉对于所有程度的开放性胫骨骨折更为有效。外固定架有骨折愈合较慢、难以维持力线,以及针道感染等问题。目前倾向于将外固定架限制在对严重的软组织或复合伤患者的临时固定上。较早更换为髓内钉或晚一些时候更换为接骨板,则可以在利用外固定架优点的同时避免了其长期固定所存在的问题。

胫骨外固定架的适应证有:①髓内钉或微创接骨板手术中的复位辅助装置;②伴有血管损伤时的迅速固定;③严重软组织损伤的临时支撑;④开放性骨折伴有髓内污染;⑤灾难或战地的固定;⑥用于固定解剖学上不适合髓内钉固定的骨折(近端或远端骨折,髓腔畸形或有骨髓炎);⑦严重损伤的重建;⑧可用于骨折的最终固定;⑨用于治疗骨折部位的感染。

四、开放性胫腓骨骨折

小腿开放性骨折的软组织损伤的严重程度各不相同,可导致更多的皮肤脱落、软组织缺损、肌肉紧张和张力紊乱、骨折和严重污染。在早期治疗中,当伤口打开或闭合时,应根据损伤的差异和程度正确考虑治疗。小腿骨折的特点是前部皮肤靠近胫骨,碎片后的缝合阻力往往会由于非常紧密的牵引而导致缺血、坏死或感染。因此,第一次缝合对于 Gustilo 型伤口或Ⅱ型清洁伤口是可行的,预计在清创术后的第一阶段可以在没有太大压力的情况下治愈;污染严重、皮肤不好或缝合后张力高的患者应在污染处理后打开。如果骨折需要内固定,也可以在内固定后用健康的肌肉覆盖,以打开皮肤的伤口。低炎症后,伤口可以在第一阶段闭合或在第二阶段治疗。大量临床数据证实,延迟缝合的成功率高于原始缝合。

骨折固定:预期一期治愈或延迟一期闭合伤口的患者可根据骨折固定原则进行治疗;如果需要内固定,可以与手术同时进行。对于严重污染或清创路径丧失及存在潜在感染的病例,当单独外固定无法控制骨折时,可使用跟骨牵引或外固定。一般来说,在一期阶段都不应进行内固定。

第三节　踝部损伤

一、侧副韧带损伤

踝关节是日常生活中最常见的损伤,尤其是外侧关节。事实上,严重的损伤会导致韧带断裂和撕脱骨折。不当的修复可能导致关节不稳定,容易导致骨质流失。长时间后,可能会发生关节损伤或关节炎,导致失败。因此,这些损伤的治疗应该和骨折一样重要。

(一)外侧副韧带损伤

1. 分类

外侧副韧带由于损伤程度不同,可分为韧带扭伤和韧带断裂两类。

(1)韧带扭伤:为韧带遭受过大的牵拉张力使韧带部分撕裂,但韧带并未完全断裂。因此踝关节的稳定性未受到严重影响。主要表现为外踝肿胀、运动疼痛等。然而,在局部麻醉中,前后翻转应力片的距骨倾斜小于15°。

治疗：症状轻微者，可用1%普鲁卡因局部封闭止痛及弹性绷带包扎制动，限制踝关节内翻、跖屈运动，一般2～3周可以恢复。症状严重者，则应行石膏固定。

(2)外侧副韧带断裂伤：踝关节突然强力内翻跖屈位着地，外侧副韧带遭受过大的牵拉张力，韧带可以断裂。

内翻跖屈位时，距腓前韧带最紧张，断裂的机会也最多。跟腓韧带在内翻时紧张，但跖屈时紧张度不大，断裂机会较前者少。距腓后韧带仅内翻时稍紧张，一般不易离断。

2. 诊断

韧带断裂为足部强屈内翻位着地暴力较大，局部肿胀及运动痛明显，可出现踝关节松动现象。但成人踝关节过度活动者占4%～6%，抽屉试验可用于识别。抽屉试验是用一只手将脚跟抬到顶部，另一只手向下压小腿的底部。与健侧相比，活动性较高的更好。

X射线应该首先拍摄正确的胶片，然后检测任何骨折。对于没有骨折且无法确定韧带断裂的病例，应采取行走内翻压迫膜。方法是在局部麻醉下按压踝关节，使足底屈曲向内，取正确位置的踝关节X射线片，如果距骨倾斜，距骨体关节面与胫骨下关节外侧间隙增宽大于15°角时，这表明横向约束断裂。一般来说，冲击越大，韧带受损越多。

3. 治疗

外侧副韧带断裂，单纯石膏固定，断裂的韧带可因回缩、瘢痕形成而不能得到良好愈合，踝关节可松弛无力。早期手术修补可愈合良好，重建韧带功能。

手术方法：行外踝前下方弧形切口，切开皮肤后清除血肿，即可显露损伤的韧带。将其分离清楚，使足部保持90°背伸和轻度外翻位。将断裂韧带两端对齐，用1号肠线做“8”字间断缝合，术后小腿石膏固定3周即可。术时应注意避免损伤足背外侧皮神经。

外侧副韧带未能及时修复,踝关节有松动不稳等症状时,可用腓短肌进行外侧副韧带重建术。Chrisman-Snook 1969 年报道采用腓骨短肌腱的一半,经腓骨和跟骨上的隧道,重建距腓前韧带和跟腓韧带,认为这种方法既可重建侧副韧带,又可保留腓骨短肌功能,较其他方法好。

(二)内侧副韧带与下胫腓韧带损伤

足部外翻的紧急情况通常发生在踝关节或胫骨下肢骨折后,大多数韧带没有严重损伤。然而,在某些情况下,正中副韧带和胫腓下韧带也可能因外翻侵犯而破裂。胫腓关节可以分开以扩大踝关节点。如果不及时治疗,关节将不稳定,并伴有骨关节炎。

1. 诊断

内侧动脉和胫腓下副韧带的简单破裂通常没有明显的迹象。尽管胫骨和腓骨分开了,但由于两块骨头重叠,在 X 射线片上看不清楚。然而,踝关节点的增大和距骨体与内踝之间的间隙增大是诊断的重要征兆。

2. 治疗

三角韧带断裂的治疗应以韧带损伤为基础。

(1)半韧带撕裂:如果踝关节脱位和踝足恢复正常,可使用手动加压使胫骨和腓骨相互靠近,并包裹形状良好的腿部石膏。肿胀 10~14 d 后,重新包裹并注意压迫,保持胫骨和腓骨的正常位置,并做好内外踝的修复工作。经过 6~8 周的治疗,它可以治愈。

(2)踝关节骨折后合并:复位后,如果踝关节中心超过 2 mm,应修复三角韧带。克莱顿通过动物实验证明,韧带断裂后,伤疤会变得脆弱,拉伸强度很差。缝合后的韧带可以有效修复。从解剖位置来看,韧带三角是水平排列的,这不仅可以防止距骨倾斜,还可以保护距骨不发生侧向脱位。因此,骨折后有必要通过手术重建三角韧带。

(3)内踝撕裂性骨折伴深三角韧带缺损(浅韧带完整):如果

只固定中央踝骨折而不修复三角韧带的深层,距骨仍然可以侧向移动。因此,在治疗中心踝骨折时,要注意是否存在深静脉阻塞。因为它的解剖结构很深,被胫外侧动脉覆盖,我们应该拉伸胫骨外侧血管并切断鞘肌以找到断裂的肌腱。

在三角韧带修复和骨修复后,如果下胫腓关节脱位,可以使用加压螺钉修复下胫胫腓骨联合,使附近的胫腓骨关节修复正常踝关节。然后用石膏进行外固定。应在10周时取出螺钉固定,使踝关节越来越宽,以适应踝关节正常操作时距骨体前宽后窄的形状。

对于胫腓下关节分离的患者,无论是单纯石膏外固定还是螺钉固定后石膏外固定,患腿的负重时间应在术后8周以上,否则可再次分离胫腓骨下关节,使治疗失败。

二、踝部骨折

踝关节骨折是最常见的骨折,约占全身骨折的3.9%,青壮年最易发生。

(一)辅助检查

3个方位的踝关节的X射线片检查是必需的,包括踝关节的正侧位片和踝关节内旋20°正位(踝穴位)片。腓骨短缩最容易在踝穴位发现,如果胫骨关节面软骨下骨和外踝的软骨下骨线的连接处出现台阶表明腓骨有短缩。距骨角为83°±4°,其增大或减小均提示踝穴的移位或不稳定。

距骨和胫骨关节面的间隙应与内踝和距骨内侧的关节间隙相同。内侧间隙的增大意味着踝穴的移位。侧位片反应腓骨骨折的形态,后踝骨折及距骨向前或向后移位。

踝关节骨折很少需要CT检查。应力位摄片仅应用于充分麻醉的患者并与对侧相比较。

(二)临床表现及诊断

局部肿胀、压痛和功能障碍是关节损伤的主要临床表现。在临床实践中,我们应该首先根据损伤史、临床症状和X射线片上看到的骨折类型来研究损伤的机制。虽然同一事故可能因不同方向的危机而发生,但缓解和处理方法不同。例如,外翻可以发生内踝撕脱性骨折,强力距骨压迫也可造成内踝骨折。但仔细研究X射线片及局部体征,可以发现外翻、肿胀、疼痛和敏感引起的撕脱性骨折仅限于内踝撕脱部分,骨折线通常是横向的。外踝和外静脉通常无症状。当脚外翻时,中央踝的疼痛更严重,当脚外倾时,外踝没有疼痛。相反,如果正中踝骨折是内翻引起的,后腱通常有严重撕裂,内翻时疼痛显著,外翻时不严重,内踝骨折缘多呈斜行。

(三)治疗

对于移动的骨折,踝关节可以用小腿石膏在背部延伸90°的中心进行修复。肿胀和石膏松动1~2周后,可更换一次,并在铁脚蹬的保护下锻炼行走。石膏的处理周期通常为6~8周。

对于骨折有错位的情况,可采用手法复位和外固定。其原理是采用与损伤机制相反的方向,推压骨转移以整复。如果发生外翻骨折,采用内翻姿势,保持脚在90°恢复伸展位置,并用双手按压双踝以减少内翻。内翻骨折,足部90°回缩伸展,然后外翻复位。如果胫骨和腓骨分离,用双手断开踝关节并恢复。如果脚踝骨折,应该先切除中踝和后踝,然后再切除踝。当后踝复位时,脚应先稍微向后弯曲,然后用力向前推动脚踝,以恢复距骨的运动并重新开始。如果后踝骨折大于关节面的1/3,由于距骨支点丢失,很容易取出。可以采用袜带悬吊研磨法,即将袖纱放在脚上,近端缠绕在小腿远端,用牵引绳悬吊住由拉力固定在脚上的袖纱远端,用身体的重量调节外侧踝关节。骨折复位后,用石膏固定腿部6~8周。

对于胫骨和腓骨分离的骨折,石膏固定后,受影响肢体的负重时间应在8周后,以避免胫骨过早分离。

踝关节骨折应进行止痛复位,并进行手术复位和内固定。尽管文献报道手术费用高达18%,但对于那些无法通过减少人工暴露来满足治疗要求的患者，也提倡手术治疗。

1. 适应证

(1)使用人工复位手法失败的患者。

(2)内翻骨折，大块内踝骨折，影响胫骨下关节面的1/2以上。

(3)内踝外翻和外旋撕脱骨折，尤其是内踝骨折，骨折率明显降低，骨折线上可能嵌有软组织(骨膜和韧带)，这可能导致骨折愈合或失败。

(4)足背屈导致胫下关节前缘大面积骨折。

(5)外侧踝骨折手法复位失败。

(6)第三次踝关节骨折不容易通过力量重新开始。

(7)碎片处理后的开放性骨折。

(8)正常骨折在1~2个月内，踝关节因严重意外而移位。

(9)陈旧性损伤，继发性坏死，影响手术。

2. 手术原则

踝关节骨折的力学非常复杂，因此有多种类型。不同类型的散射和位移可能截然不同。手术治疗应根据骨折类型以各种方式进行。一般原则是：

(1)脚踝点应在身体上协调。

(2)早期运动应加强内固定。

(3)关节内的骨和软骨骨折应完全清理干净。

(4)一旦确定必须尽快进行手术，如果手术被延迟，尤其是在大量控制后，很难适应关节运动。这影响手术的最终结果。

3. 手术时机

手术时间取决于组织的状态。踝关节手术的最佳时机是局部水肿和骨折水疱发生前。肿胀的发生是由血肿而不是水肿引起的。切开复位和内固定可以减少血肿，并允许手术在没有张力的情况下闭合。然而，一般来说，在组织被破坏之前不能进行手术。如果有明显的肿胀和水疱，切开复位内固定应延迟到局部软组织恢复正常,其特征是囊泡表面缺失,损伤上皮形成,手术位置出现皮纹征(踝关节内外旋转时皮肤正常),这大概需要 7~10 d,这期间,骨折应用轻柔的手法复位,用衬垫良好的石膏托制动,患肢抬高。

4. 手术方法

(1)内踝撕脱性骨折:如果骨折部位很大,通常是软组织,很难用人工力量复位。在手术过程中,组织可以被移除以满足治疗的要求,并且可以用螺钉修复。如果螺钉不能满足修复要求,可使用克氏针和钢丝进行“8”字形张力带加压固定。然而,在切开复位过程中,应注意踝足内角的骨头是否塌陷。如果出现塌陷,必须将其修复。松质骨材料可取自相邻胫骨,用于骨折修复,然后进行内固定。否则,距骨将来可能会在踝关节内倾斜,这可能会导致关节炎。

(2)踝骨折后:如果是横向骨折,可以用螺钉修复。如果腓骨骨折面高于胫腓关节面,且骨折是倾斜的,手术过程中必须小心避免骨折端重叠和缩短,否则将导致踝关节后骨折。在正常解剖位置,腓骨纵轴和外踝纵轴在 15°开放角外形成。如果脚跟向上移动,踝穴可随之增宽,使距骨在踝穴中失去稳定性,这是日后发生创伤性关节炎的重要原因。这种骨折很难满足修复要求,可以用钢板或加压钢板进行治疗。

(3) 后踝骨折:如果胫骨下关节面的 1/4 或 1/3 涉及手法复位,这是困难且不稳定的,通常需要切开复位和螺钉内固定。如果是胫骨下端的压缩性骨折,应手术整复加压螺丝钉固定。

(4) Dupuytren 骨折:当下胫腓韧带断裂时,骨间膜可撕裂至腓骨骨折线的顶部。同时,三角韧带断裂,下胫腓关节完全分离。下胫腓关节可用骨栓水平固定治疗,三角韧带可同时修复。

下胫腓联合是否需要进一步固定取决于胫腓联合的稳定性。如果下胫腓联合分离,则通过内固定来稳定内外踝骨折,下胫胫腓骨联合不能在内部进行固定。腓骨是否需要进一步固定取决于术中牵拉试验(Cotton 试验)。即用骨钳或骨钩拉住腓骨,检查胫骨和腓骨是否存在明显的不稳定性。此外,应在手术期间,在旋转外部应力下进行测试。如果平均关节间距增加超过 2 mm,则表明不稳定。如果胫腓联合不稳定,应将螺钉从腓骨固定到胫骨。当距骨向后弯曲时进行矫正,螺钉的方向从前到后为 25°~30°,与胫骨关节面平行,在不加压解剖复位的情况下使用 3.5 mm 骨皮质螺钉固定。胫腓联合螺钉的取出存在争议。韧带通常需要 6 周时间才可恢复最低强度。可以在完全恢复正常活动以前 6~8 周时取出螺钉。如果受伤的内侧结构和韧带联合尚未进行韧带修复,建议保留螺钉并将全范围运动限制在 10~12 周。

(5)开放性踝关节骨折:开放性踝骨折是踝关节靠近地面的一种损伤,此位置受到的污染程度很高。

踝关节的组织较少,血液质量也较低。伤口通常是由骨折端从内部刺穿皮肤形成的横向伤口。如果在清创后直接缝合伤口,皮肤会有一定的张力,伤口会导致坏死和感染。因此,在完全修复后,必要时应进行皮肤修复或皮瓣置换,以修复伤口。

在骨折愈合的基础上,不能通过外固定实现骨折体复位的骨折应进行内固定。如果断裂处成粉碎性,难以用螺钉修复,可以用克氏针修复。对于因严重受伤或污染而无法进行内部治疗的患者,可以凭借组织缝合和管状石膏后的张力来控制损伤。炎症发生后,必须及时更换石膏,以保持最大效率。

(6)陈旧性骨折:对于内踝和外踝畸形愈合或下胫腓关节分离的旧骨折,Lu Shibi 和其他人使用踝关节修复技术,通过在直视下从踝关节前外手术中切除内踝畸形愈合。腓骨在胫腓关节上方 3~5 cm 处横过,向下打开腓骨,露出胫腓关节面和踝关节外侧面。胫骨,内踝用螺钉固定。用螺栓调整下胫腓关节,调整踝关节宽度,使内、外踝与距骨接触。术后石膏固定,7 例术后平均随访

27.9 个月，均可正常行走，无踝关节痛。

对已有创伤性关节、关节功能基本丧失的病例，可行踝关节融合术，如果治疗后跗中关节和跗跖关节功能良好，能够补偿踝关节的功能强度，术后步态可以趋近正常。对青壮年患者，该手术是既可获得稳定，又可消除疼痛的治疗方法。人工全踝关节置换术，国内外虽然均有报道，但随诊时间均短，尚未得到广泛应用。

第四节　足部损伤

一、跟骨骨折

跟骨骨折是最常见的跗骨骨折，占所有跗骨骨折的 60%。其中大多数是由从高空坠落、双脚着地和脚后跟撞击造成的。当跳伞者在海战中降落冲击井或水雷爆炸，船只受到地表水的冲击和漂浮时，甲板的操作员脚后跟受到反冲击力，跟骨骨折也会发生。有时外力微小，只是从座椅跳到地面也可能造成跟骨压缩损伤。因此若患者有足跟着地的外伤史，并有足跟疼痛时，即应怀疑有跟骨骨折的可能。

跟骨是内外足弓的外侧臂，其形状和位置对足弓的形成和负重有很大影响。跟腱附着在跟骨的外侧结节上。如果结节因骨折而向上改变，可引起腓肠肌松弛，导致踝关节复发，从而影响踝和脚趾的正常活动。跟骨增厚，如骨痂形成，可导致站立时脚踝疼痛，踝外翻畸形可导致痉挛性扁平足；跟距关节的损伤也会导致严重的后果。因此，跟骨骨折应及早治疗，避免误诊。

跟骨骨折后，脚踝可能会肿胀，脚踝会变浅，随后整个脚可能会肿胀变软，这很容易被误诊为骨质疏松症。对于 X 射线检查，除了拍摄侧位片，还应拍摄跟骨的轴向形状，以确定骨折的类型和重量。此外,跟骨属于海绵骨。压缩后,通常没有明显的裂缝,有时很难区分。通常需要根据骨折参数的变化、结节的测量和关节角度来观察和评估骨折的严重程度。

(一)不波及跟距关节的跟骨骨折

1. 跟骨结节长骨折

大多数是由结节平均隆起的外部剪切力引起的,当从高空坠落时,隆起以踝外翻的位置落在结节底部。间隙很小,通常没有动作。

跟骨结节骨骺分离,系骨骺未闭合前遭受上述暴力所致,骨折片可有明显的向上移位,如不整复则跟骨底不平,影响步行或站立。可在腰麻下,膝关节屈曲位用克氏针行跟骨结节牵引,助手固定足部,方向为先向后牵拉,使骨片分开再向下牵拉,使骨折复位。骨片复位后,用长腿石膏固定患足于跖屈,膝略屈位 4 周,必要时可将克氏针封在石膏内,1 周后拔去钢针,改短腿石膏,再固定 4 周。

2. 跟骨结节水平(鸟嘴形)骨折

这是一种跟腱撕裂性骨折。如果撕脱性骨块较小,则不会影响跟腱的功能。如果骨折超过结节的 1/3,并且有旋转和倾斜,或向外拉,可以通过手术替换并用螺钉固定。术时可行跟腱外侧直切口,以避免手术瘢痕与鞋摩擦。术后用长腿石膏固定于屈膝 30°跖屈位,使跟腱呈松弛状态。

3. 跟骨载距突骨折

当脚处于内翻位置时,距骨突受到距骨下部的影响,距骨下部非常低。一般来说,没有太多运动。如果需要更换,用拇指将其推回原位,并用短腿石膏固定 4 ~6 周。

4. 跟骨前端骨折

很少。损伤机制是前足内收加足跖屈。其是分叉状的跟舟跟骰韧带,在跟骨前上突损伤中,可能起到撕脱骨折的作用。故足的附中关节扭伤后出现位于跟骨区的疼痛应摄 X 射线斜位片,目的是排除跟骨前上突撕脱骨折。这些骨折很少移位,短腿石膏固定可以使用 1 ~6 周。

5. 跟骨距跟关节附近的骨折

这是一种跟骨骨折,其损伤机制也是由于从高位到地面的损失,或者脚跟从下方受到冲击力所致。骨折线是倾斜的。从 X 射线片的正面看,裂纹从内向外倾斜,但不穿过跟骨-距骨关节表面。因为跟骨是松质骨。因此,在轴向视图中,跟骨体两侧增大稍后的图像。跟骨身体的后半部分和跟骨结节向后移动,使腹侧跟骨面对一个尖轴,似摇椅状。跟骨结节向上移位,减弱了腓肠肌的张力,直接影响跟腱的作用,跟骨结节关节角可以变小,消失或成负角。

治疗:麻醉方式为硬膜外麻醉。双手手掌的内侧部分可以用来敲击和挤压跟骨两侧,以修复跟骨身体两侧之间的关节。同时,在足底屈曲项目中,可以迫使跟骨结节向内拉动,以恢复结节的关节角度问题。修复后,腿部可用石膏固定 4 ~6 周。

单纯手法整复不满意时,可行牵引复位。患肢置 Bohler 复位架上,透视下跟骨结节部横行穿过斯氏钉,先沿跟骨纵轴牵引,待骨折线分离后再向下牵引,待 Bohler 角恢复后,用跟骨夹挤压跟骨两侧,以恢复跟骨的正常宽度。但不少学者认为,Bohler 架牵引复位虽然使 Bohler 角及宽度恢复较好,但是暴力较大,术后常遗留跟骨痛。因此,主张采用手法整复,早期功能运动,骨折整复虽较差,但功能恢复较强力复位效果好。

(二)波及跟距关节骨折

1. 分类

(1)Essex-Lopresti 分类:将骨折分为舌状骨折和关节压缩性骨折。

(2)Sanders 分类:分类基于冠状 CT 检查。在冠状面上,选取跟骨后距骨中心最宽的部分，由外向内分成3 部分(A、B、C)，分别代表骨折线的位置。因此，骨折碎块可能有4 个部分，三部分关节面骨折块和一部分载距突骨折。

2. 治疗

(1)适应证

1)后关节面骨折在 Sanders 分类法中通常被认为是Ⅱ和Ⅲ骨折，在 Essex-Lopneti 分类法中被认为是 B 和 C 骨折。总后关节骨折超过 3 mm。

2)跟骨距骨角小于 10°或完全消失。

3)对于严重的跟骨畸形、跟骨变宽、短和内翻畸形骨折，后关节面高度小于正常值的 10%，或患者的轴位片显示最大跟骨宽度比正常值多 10%。

4)严重事故。

(2)手术时间：可在患者受伤后 12 ~ 24 h 内进行切开复位。手术可因严重肿胀而延迟 10 ~ 14 d，当皮肤出现肿胀时，3 周后很难切开复位。

(3)目的：切开复位内固定目的是恢复跟骨的高度、长度和宽度，即重建了距下后关节表面的形状，恢复了跟腱距骨角和跟骨宽度，以利于早期活动关节。

(4)切开复位内固定方法

1)后入路用于各种类型的骨折。因为它可以扩大外侧跟骨、距下关节、跟骨立方关节、植骨和内固定，并修复隆起的侧壁，所以经常被使用。①手术和暴露：手术从外踝后横指延伸至远端。如果要呈现跟距关节，手术可以延伸到第五跖骨的底部。皮肤和皮下区域被切开，到达跟骨外侧壁。腓肠神经可以同时穿过切口的近端和端部。必须小心地将容器拉出。考虑到腓骨腱的上肋骨和下肋骨、跟骨-腓韧带的跟骨连接点和足底短伸肌的基底应切开，骨膜应剥离外侧壁，腓骨腱和皮瓣应移到跟骨后关节表面的上部，应在距骨中放置两根克氏针，以阻塞皮瓣，减少皮瓣的拉力，影响血液供应，避免切口皮肤坏死。到目前为止，跟骨后关节面和跟骨外侧壁可以完全暴露。Bernischke 报道为减少切口并发症，术后在额动脉和胫外侧动脉的血供之间进行了长期跟骨的手术。从后踝上部到脚踝外部，在脚踝足底皮肤和跟骨外侧皮肤之间进行后切口，并延伸至远侧。②骨折复位：首先通过跟骨结节将针放入跟骨后关节面骨折处，并将其拉到底，然后将针放入跟骨远端骨折内固定，修复踝内翻和移位，恢复跟骨距骨角和跟骨高度。然后穿透外侧壁骨折部位，使用小骨膜螺钉穿透后关节面的下肢骨折，撬开骨折，折叠后关节面内侧和距骨为恢复后关节面，与后关节表面相对的后关节表面的后侧和前侧骨折，暂时使用两个克氏针从外部到内部穿透后关节表面软骨下骨，并调整其以输送距骨突，固定距骨并保持缩短的宽度。再仔细查看跟骨内缘，后关节面和跟距角整复是否满意，如果复位满意，使用 2 个 3.5 mm 皮质螺钉代替克氏针进行修复。后关节面复位后，跟骨缺损通常仍在其下方，用切成小块的自体髂骨填充。最后，通过用力调整跟骨宽度和防止腓动脉受压来修复骨折和隆起的侧壁。③骨折固定：当骨折不易复位或移位时，可使用 2~3 个螺钉进行修复。严重脱位和骨折可采用植骨治疗。使用植骨的目的是在内固定中增加外侧骨的强度，控制骨折的复位并修复跟骨扩张，从而稳定骨折并使其早期移动。目前常用的是改造钢板和 Y 形钢板。首先，塑形钢板以适应跟骨形状，使钢板的前端在保护的外部，后端高于结节。如果可能，在跟骨骨折修复过程中旋转钢板的螺钉，以获得最大的稳定性。第一个螺钉是支撑跟骨关节软骨表面的螺钉，最后一个螺钉是在跟骨结节的厚皮质中的螺钉。④术后处理：术后患肢用石膏固定，2 周后解除外部治疗，开始大量锻炼踝关节和距下关节，限制负重 12 周，部分 12 周后进行负重。

2）内侧入路：多用于载距突及对于中跟骨骨折，其缺点包括外侧骨折并发症低、关节复位困难、内固定并发症低和植骨困难。手术程序在中央踝和足底中间侧之间，平行于足底进行 8 ~ 10 cm 的切口。保护神经系统免受手术损伤，释放和拉伸神经血管系统，并出现距骨骨折和结节骨折，用“U”形钉或螺丝钉内固定。

3）内、外入路方法：内、外切开复位内固定可克服单纯内、外固定的缺点，提高跟骨和距下关节的正确复位，提高疗效。内外使用时，首先使用大多数外部方法，然后使用内部方法或在必要时添加内部入路方法。

二、跖骨骨折

跖骨骨折常发生在足部。原因包括沉重的材料挤压、肌肉酸痛和大骨头。如果重物直接落在脚背部，将导致零件断裂或多处断裂。间接暴力通常由脚趾固定和脚扭转外力引起，导致跖骨干骨折，尤其是中间 3 个跖骨的螺旋骨折或 5 个跖骨基底的撕脱骨折。此外，第二和第三跖骨的颈部及 5 个跖骨的近端容易发生应力性骨折。

第一跖骨较其他跖骨粗大，骨折发生率低，但第一跖骨是支撑身体重量的主要组织。如果有损伤，应努力恢复解剖轴，以便恢复功能。

直接暴力打击足背可以发生足背皮肤严重的挫伤和撕裂伤，足部迅速肿胀，影响血液循环。骨折远端可转移至骨折末端附近的足底侧，形成重叠畸形；当跖骨颈部受损时，跖骨头部可以转移到足底。

无移位骨折，小腿石膏固定 4 周左右即可。如果有骨折，尤其是骨折远端与骨折近端重合，应该做好有效复位，否则必将形成疼痛性病废，影响足部负重。一般需要用牵引复位，手法复位失败时可开放复位，克氏针固定。

足部肿胀严重，影响血循环，单纯采用抬高患肢等方法不能缓解症状时,应及时进行足背横韧带及深筋膜切开减压。切开韧带后,可将皮肤缝合,以减少感染机会。

虽然第五跖骨基底骨折的发病率不高,但在跖骨骨折中发病率更高。跖骨根通过韧带牢固地附着在立方体骨上。当足部弯曲且前脚向内时,腓骨短肌剧烈收缩,可能发生第五跖骨茎突撕脱骨折。罗伯特·琼斯(Robert Jones)自此种骨折发生以来首次报告,因此被命名为琼斯骨折。琼斯骨折可以通过拉动腓骨短肌进行移植。移位骨折块须与该部的籽骨相鉴别。治疗为石膏固定6周。

此外,直接暴力打击或内翻外力亦可发生跖骨干横断骨折,骨折线多位于离距骨茎突1.5 cm左右处。该处骨折的特点是移位较少,但不易愈合,容易发生再骨折。不愈合率可达66.7%。

跖骨茎突部撕脱的小骨块,常可在短期内愈合,不致造成长期病废,可用小腿石膏固定2~3周,亦可采用弹性绷带或锌氧软膏包扎固定,早期扶拐活动,如骨折在4~6周后仍未愈合,一般多无症状,不需特殊治疗。

跖骨干部横断骨折愈合慢,且有不愈合可能,小腿石膏固定6周,一般多可愈合;如果发生不愈合,亦可局部植骨。

三、跖跗关节脱位

跖跗关节脱位也称 Lisfranc 脱位,一般是从高处坠落,或者直接受到外力作用于前脚而致。它是由跖骨关节快速强化和跖骨垂直着地引起的。因为跖跗关节的背关节囊薄弱,所以可以将其撕脱以从背侧移除跖基底。足背肌腱从第一、第二跖骨分支进入足部,形成动脉弓。拔除会损伤足部,扰乱血流,导致前脚坏死。因此,治疗前后应注意足部循环。

由于外力作用机制不同,脱位跖骨可以发生不同的移位类型;如果垂直外力位于第一、第二跖骨头之间,由于第一、第二跖骨间之横韧带较薄弱,可使第一跖骨头向内,其他跖骨头向外移位。直接暴力压伤则可造成跖跗关节完全分离，按骨分离情况可分为 3 型，即：①一侧移位，5 个跖骨同向一侧移位；②分离移位，1 或 2 个跖骨与其他跖骨分离；③多方向移位，跖骨由矢状面和冠状面观均有移位。

跖跗关节脱位早期手法容易整复，复位后功能位石膏固定即可。如果关节囊造成严重损伤，且软组织或胫前动脉嵌入骨折或关节囊中间，切除后不易复位或不稳定，可采用切开复位，克氏针交叉固定。

四、趾骨骨折

趾骨骨折发生率占足部骨折的第 2 位。多因重物砸伤或踢碰硬物所致。前者多为粉碎或纵裂骨折，后者多为横断或斜骨折，常合并皮肤或甲床损伤。第五趾骨由于受踢碰外伤的机会多，因此骨折亦较常见。第二、第三趾骨骨折发生较少。第一趾骨较粗大，其功能上的重要性相当于其他四趾的总和，第一趾近端，骨折较常见，远端骨折多为粉碎性。

趾骨骨折一般无移位不需特殊治疗，对开放性伤要保持局部清洁防止感染，移位较大者，可手法复位，必要时亦可开放复位，克氏针内固定。

第五章 脊柱与关节疾病

第一节 胸椎骨折脱位

一、胸椎骨折脱位的原因

1. 间接暴力

通常从高处摔倒时用脚和臀部接触地面会导致臀部剧烈向前弯曲，导致损伤。弯腰时，背部和肩部受到重物的撞击，也会导致胸椎快速破裂。因此，屈曲损伤类型是最常见的，而伸直型损伤比较少，如患者从高空坠落，由于下落过程中受到阻挡，脊柱过度拉伸而致损伤。这是一个持续性的疾病，非常罕见。

2. 直接暴力

由其引起的胸椎损伤很少见，如受伤或车祸中的直接胸部和腰部损伤，或枪击伤。

3. 肌肉组织损伤

例如，横向结构或棘状结构的撕脱性骨折是由肌肉突然收缩引起的。

4. 病理性骨折

如脊柱肿瘤或骨质疏松等，轻微外力即可造成骨折。

二、胸椎骨折脱位的临床表现

1. 外伤史

如高空坠落、交通事故等。

2. 局部疼痛

往往程度剧烈，不能起立。

3. 压痛与叩击痛

骨折部位最为明显。

4. 活动受限

腰背部常活动受限，肌肉痉挛。

5. 腹痛、腹胀

常因腹膜后血肿刺激自主神经，导致肠蠕动减弱所致。

6. 神经症状

骨折会损伤脊髓。损伤水平以下的感觉、运动功能丧失，膀胱和直肠功能障碍。不同程度的脊髓损伤，可以是部分性，也可以是完全性损伤。

三、胸椎骨折脱位的诊断

胸椎骨折脱位的诊断除了仔细询问病史，细心的体格检查以外，尚需做必要的检查，明确损伤的程度，选择合理治疗方法，并估计其预后和恢复情况。凡怀疑有胸椎骨折者均应摄 X 射线片检查，它对确定脊柱骨折和脱位的位置、类型和现状及指导治疗有价值。CT 检查比 X 射线具有优越性，他是目前检查脊柱损伤的理想方法。CT 可测量椎管横截面和中矢状径，很容易测定并能标明其椎管的狭窄程度。除此之外，CT 还能显示骨折的特征，常见的有：①椎体上半部压缩性骨折；②椎体下半部压缩性骨折；③椎间盘损伤；④骨折块突入椎管；⑤椎板骨折。MRI 检查是有神经损伤者的重要检查手段，可了解椎骨、椎间盘对脊髓的压迫，脊髓损伤后的血肿、液化和变性等。脊髓造影适用于晚期合并脊髓压迫症状者，可以显示脊髓的外在压迫。同位素扫描可用于继发于肿瘤的病理性骨折。诱发电位(SEP)对于合并脊髓损伤者可区别是完全性或不完全性脊髓损伤，明确截瘫的程度。骨密度检查可明确患者骨质疏松情况。

四、胸椎骨折脱位的治疗

1. 压缩性骨折

此类骨折非手术治疗适用于脊柱前柱压缩< I 度，脊柱后凸成角<30°，可卧床休息 6 ~ 8 周后起床活动。或采取手法复位，在脊柱过伸位下用石膏或胸腰骶支具固定 3 个月，然后去除外固定加强腰背及功能锻炼。如脊柱前柱压缩近 Ⅱ 度或以上，后凸成角>30°，则需手术治疗复位固定，必要时行脊柱融合。对于骨质疏松性压缩性骨折的患者，如椎体后壁完整，可行经皮椎体成形术(percutaneous vertebroplasty，PVP)或经皮椎体后凸成形术(percutaneous kyphoplasty，PKP)术后患者可早期下地活动。

2. 爆裂骨折

若脊柱后凸角不是很大，脊髓受到<30% 的影响，且神经检查正常，患者在床上休息 2 个月后可以随脊髓移动。如果超过 30% 的脊髓受累、明显的后凸或神经症状，则需要手术，并进行脊髓前部或后部损伤、减压、内固定和植骨融合。

3. 附件撕脱骨折

可卧床休息，止痛治疗，当疼痛缓解后可带腰围下床活动。

4. Chance 骨折

可用过伸位石膏或支具外固定 3 ~4 个月。手术治疗适用于有明显的脊柱韧带结构断裂及椎间盘损伤的脊柱不稳定骨折，行脊柱后路复位、内固定和植骨融合术。

5. 骨折脱位

多合并脊髓神经损伤，常需手术治疗。如无神经损伤的患者，可行手术复位恢复脊柱正常序列并作脊柱稳定性手术。如为脊髓神经损伤，需行手术复位、减压、内固定融合手术恢复脊柱正常序列，解除脊髓神经受压，术后正规康复治疗。

五、手术治疗

1. 微创治疗

（1）经皮椎体成形术（percutaneous vertebroplasty，PVP）是指通过椎弓根或椎弓根外侧将骨水泥经皮注入椎体，以增加椎体的强度和稳定性，防止塌陷，减轻疼痛，甚至部分恢复椎体的高度。脊柱手术的微创技术。经皮椎体成形术继承了椎体成形术的优点，而没有与开放手术相关的并发症。

（2）经皮椎体后凸成形术（percutaneous kyphoplasty，PKP）是经皮椎体成形术的发展和改进。1999 年，美国骨科医生马克·赖利（Mark Reiley）开发了骨膨胀系统。该技术利用经皮穿刺技术使椎体中的气囊膨胀，以重建椎体，并在椎体中创造内部空间，这可以减少注射骨时所需的推力，骨髓放入时不易流动。与传统方法相比，该方法在生物力学性能方面没有显著差异。临床应用表明，它不仅可以减轻或缓解症状，还可以提高椎体高度，增强椎体刚度和强度，恢复椎体姿态，增加胸腹容积，改善脏器功能，提高患者的生活质量。

2. 后路手术

（1）减压：单纯的椎板切除仅适用于椎板骨折神经功能受损的患者以探查有无神经组织卡压嵌顿或硬膜囊撕裂。

由于脊髓神经受压的因素大多来自硬脊膜的前方，切除脊髓神经后方的椎板并不能直接解除脊髓的受压。有鉴于此，一些学者提出从后外侧方绕到硬脊膜前方去减压。后外侧入路通过单侧去除椎弓根以达到后凸的骨块。这种减压入路适用于该节段卡压神经根的松解和椎体后凸骨块的复位，因而后路手术多采用后外侧减压术。该方法可以经肋横突关节入路或通过切除内侧半椎弓根完成，需要切除横突和大部分的关节突、峡部和椎弓根。尽管术中很难做到不牵动和挤压已受伤的脊髓，但从椎管的后外侧方绕到前外侧方，可以去除椎体后方移位的骨折片。有时可用一些特殊的撞击器或刮匙等将后凸的骨块推回前方椎体复位。直接复位骨块时应避免椎间盘组织或韧带碎片混入其中，后者应尽可能去除。但后外侧入路显露后凸骨块不够，时常需要双侧入路。使用器械直接复位骨块容易损伤脊髓和神经根，对于细小骨块并不适宜。而正后方减压术一般用于圆锥以下马尾神经节段，牵开硬膜囊即可处理前方后凸骨块。该入路在 L_2 以下实施较为安全。

此外，通过器械的撑开和前凸效应可以达到间接减压复位。在脊髓损伤期间，可以使用后纵韧带的韧带复位技术，通过重建椎骨来对脊髓进行减压，从而恢复前方骨折。但在使椎管通畅方面，这项技术是有限的，并且效果不一致。这种韧带整复也被称作后方间接减压术，其前提是后纵韧带必须是完整的。

(2)内固定：需要手术的胸腰段脊柱骨折患者其损伤常较严重，多属不稳定型。在此基础上再行椎板切除或后外侧减压会造成脊柱稳定性进一步丧失，难免会导致移位和成角畸形加重。因此后路减压的同时常需再行脊柱的后路固定从而重建脊柱稳定性。

后路内固定系统在近几十年发展迅速，尤其是近 10 年，出现并完善了一批钩-螺钉-棒混合型系统，如 TSRH、CD-Horizon、Moss-Miami、USS 等，它们在设计上具有某些差别，可符合不同的生物力学要求。但在绝大多数设计和结构上类似，几乎可以用于所有的后路固定。

目前尚无内植物能提供同完整脊柱相同的稳定性。不同的骨折类型具有不同的运动特点,应用于不同的脊柱损伤,器械稳定特点也发生了相应的变化。因此,对不同的骨折类型应选择不同的内植物以达到最佳构型。内植物的选择应同时兼顾矢状面和冠状面的平衡。在冠状面上,脊柱运动节段的瞬时旋转中心(instantaneous axis of rotation,JAR)一般位于椎管内。此轴接近于小关节而非椎间盘中心,因此在该平面置入椎板的钩并不能控制脊柱的旋转和扭转。而作用于IAR前方的外力可更有效地控制和矫正脊柱节段性旋转。前路固定或后路椎弓根螺钉作为杠杆或矢量臂,可矫正脊柱畸形。椎弓根螺钉可在旋转轴前方施加矫正力并能很好地发挥抗扭转作用。椎弓根螺钉系统若棒间具有横连接装置,所提供的抗旋转能力更佳。但内植物遭受后方直接暴力时,椎板钩比棘突钢丝和椎弓根螺钉更能防止内植物失效。

内植物的选择应基于骨折的类型和受伤机制,这是手术治疗一个很重要的原则。同时必须要强调的另一个原则是严格掌握手术指征,要从经济和有效的角度出发选择内植物,避免手术扩大化。一般而言,有撑开作用的内植物用于后柱完整的压缩性骨折;同时有撑开和前凸作用的内植物可用于中柱损伤以起到间接减压的作用;当中柱没有粉碎、小关节完好时,屈曲分离损伤选用有压缩作用的内植物;带钩、椎板下钢丝和椎弓根螺钉的节段性固定内植物适用于严重不稳定的屈曲旋转和椎体脱位损伤;对于已经前路固定仍需后路加强的患者,有压缩作用的内植物能增强脊柱的稳定性。

近来发展起来的椎弓根螺钉系统是目前胸腰段脊柱固定最坚强的内植物在骨折中应用非常广泛。经椎弓根螺钉器械的共同特征是通过椎弓根螺钉固定脊柱。主要有以下几种:①钢板加螺钉,以 Roy-Camille 系统和 Steffee 系统为代表;②钢棒加螺钉,以 Vermont 系统和 Dick 系统为代表;③螺钉加钢丝,如 Luque 系统;④椎弓根螺钉外固定系统,如 Magerl 系统。后来在此基础上衍生出许多新的设计。

椎弓根螺钉固定效果好。当螺钉通过椎弓根进入椎体时，它还可以控制脊柱的三柱关节，使其具有牢固的内固定，并获得更稳定的平面。后路椎弓根螺钉固定可以治疗脊柱后凸，恢复椎体高度，为椎体重建提供空间。然而，早先长的后路钢板生物力学性能欠佳并且失败率较高。坚强的槽式钢板需椎弓根排列成一直线，以避免螺钉强行被拧入钢板而导致应力增加，内植物寿命缩短。有学者在骨折的上下节段两侧椎弓根各用两枚螺钉的短钢板降低了失败率，但在北美很少使用。用棒替代钢板更容易矫正矢状面的形态，并且生物力学结构更好，失败率较少。这些钉-棒系统装置在骨折的上下节段可以立即达到短节段椎弓根固定。它们可以牢固地植入相邻骨折的节段，通过撑开和韧带整复作用，有利于骨折复位和间接椎管减压。这些椎弓根螺钉系统如 AQ 内固定器：Fixa-teure-Interne 和 Vermont，脊柱固定器械等通过坚固植入紧邻骨折的节段，提供了坚强的内固定，可以矫正畸形和维持脊柱的三维位置同时融合节段最短。

椎弓根螺钉系统治疗新鲜骨折时，首先行轴向撑开使前方后凸的骨块复位。然后施以使脊柱前凸的力，矫正椎体前方的楔形变。过度的分离或压缩复位可导致骨和椎间盘的后凸，加重神经功能损伤。

目前，棒-钩和(或)椎弓根钉联合应用的新型节段性内固定系统不但缩短了胸腰段脊柱损伤所需的后路融合长度，能在同一纵轴上协调施加牵拉和压缩力，还可方便地三维矫形，而且由于钩与椎弓根钉的联合固定，可有效防止晚期塌陷和植入物脱出。TSRH 系统根据棒固定三点承载概念设计，通过横向连接固定更为坚强，目前采用钩和螺钉装置。它具有最坚强的横向连接系统，钩和螺钉固定坚强，从而达到坚强的固定作用。

(3)植骨融合：由于减压手术切除了造成压迫的骨性成分，而后者具有稳定脊柱的作用，所以手术后会加重骨折节段的不稳。因此必须同时进行坚强内固定和植骨术，最终达到坚固成熟的骨性融合。骨科和内固定的固定只是暂时的，稳定性取决于个体的骨融合。稳定或节段性损伤的骨髓融合是减少腰痛和神经症状发生率、纠正骨修复、增加畸形、骨折和内固定松动的有效措施。内固定手术的关键在于植骨融合。如果没有坚强的植骨融合，任何内固定最后几乎都会失败。

后路手术通常可以选择常规无器械植入的脊柱融合、贯穿器械全长的融合和长棒固定的短节段融合等融合方法。常规融合的技术包括中线骨膜下入路、小关节面切除、脊柱后部结构的骨皮质剥除和两侧的侧方自体植骨术。如果已经进行了广泛的后外侧方减压术，那么就应将自体骨植在剥去皮质的关节突之间和横突上。

3. 前路手术

手术前路手术一般采用侧前方入路。尽管侧前方入路解剖暴露相对困难，技术上要求较高，操作相对复杂，但前路手术可以直接取出后凸骨块，使脊髓压迫充分解除为神经功能的恢复创造良好的条件。

(1)减压：当硬脊膜囊受到来自前方骨折块或椎间盘的压迫时，侧前方直接减压是合理的。如经胸或胸腹联合入路的前方减压可以达到椎管前方的完全减压而无须神经或脊髓组织的牵拉。更好的是这种方法避免了对水肿、充血状态下的神经组织损伤等不必要的操作。

在选择左入路或右入路时，必须考虑以下几点：如果存在脊柱侧凸畸形，即使只有一个节段，凸侧比凹侧更容易接近；在离压迫最重部位较远的一侧进入椎管比较容易。以往有脊柱前路手术或腹部手术史，前路手术之前放置输尿管插管可有助于保护输尿管。使用直线和曲线有利于减压操作。使用前部支撑的骨移植或植入物时，在保持脊柱最大的前凸状态下，设计一个骨槽，将植入物嵌入这个骨槽内。在准备骨槽时，在背部施加压力，加大前凸。控制低血压麻醉可以减少失血，促进减压的进行，大大缩短手术时间。在脊髓暴露后应避免不必要的血管结扎，尽可能少分离节段血管，而能达到充分暴露。

减压时首先要对爆裂性骨折的上方和下方的椎间盘进行定位。一旦确认，紧邻后纵韧带将椎间盘完整地切除，显露出骨折椎体的上、下表面。由于椎体的后部是造成压迫的结构，必须切除，而椎体的前面即使碎裂得非常严重，也不必去除。一般用骨凿或高速电钻在骨折椎体上垂直开一骨槽，并用刮匙或圆凿去除后方的松质骨，尽可能不损伤前纵韧带。准备好骨槽并且出血控制以后，即可进行减压。为了避免刺激或挤压脊髓或硬膜，首先从椎管离入口较远的部分开始去除骨质比较安全，这样形成一个减压区，当减压操作向外科医师方向进行时，脊髓就会落入这个减压区而不会受到挤压。由于椎弓根是断裂的，并且粘连的硬膜就在椎弓根下方，因此切除椎弓根必须十分细致，最好是用高速电钻。逐步切除骨质直到仅保留一薄层骨质。然后将硬膜和后纵韧带前潜在的间隙清理出来，去除压迫脊髓的骨片、环状纤维或软组织。当脊髓减压后，脊髓应该轻度向前方下落并有轻微搏动。在前路减压时保留前纵韧带的完整十分重要。后者在维持脊柱稳定性方面有着明显的生物力学意义。前纵韧带的完整存在可以使脊柱后伸受到明显限制，同时使得瞬时旋转中心不至于过度后移，相对减少了至重力中心的矢量臂，削弱了重力的变形作用。此外，宽阔的前纵韧带有利于稳定植骨块的位置。

(2)植骨：前路手术通过自体的腓骨、肋骨移植的支撑植骨来加强稳定，其他前路植骨材料有三面皮质骨的髂嵴和同种骨。三面皮质骨的植骨较好，它包含皮质骨和松质骨具有较大的结构强度。它还可以提供一个用以支撑的宽阔基底，并且不要求损伤节段上下终板是否破坏，而且晚期塌陷少。用肋骨和腓骨植骨则要求有坚固的终板,这样植骨可以包埋其中。如果移植骨穿破终板,并进入椎体的松质骨,将会降低对抗轴向载荷的支持能力,并且植骨的结构强度也受到影响。因此,当准备植骨融合时,终板的完整是非常重要的。

如果前路减压植骨后行后路固定植骨融合,则植骨块应较长,需植入近侧椎体的上终板和远侧椎体的下终板。单纯前路固定时植骨仅需植入上位椎体的下终板至下椎体的上终板之间。当植骨从上位椎体的下终板向下椎体的上终板延伸时,用较短的植骨。在这方面,三面体皮质骨的髂骨移植是理想的,因为它不需要诸如宽基底来促进结构的稳定性。此外,更远和更近的终板都能用于移植骨的植入,如近侧椎体的上终板和远侧椎体的下终板。更长的融合可用自体腓骨移植,但对这种患者应将2～3块腓骨放在一起增加承重面积。单独肋骨不能提供足够的负重强度。

异体骨的植入融合失败率较高,一般较少考虑。但当自体髂骨不可得到、量不足或风险较高时,可以选用异体骨移植或自体骨、异体骨混合植骨。其他一些材料如椎间融合器较少在胸腰段脊柱骨折中应用。

钛笼的应用对于上下椎体间的支撑具有良好的生物力学效应,可取自体髂骨用咬骨钳咬碎后装入钛笼,置入上下椎体之间,既可以支撑上下椎体,融合效果也良好。

(3)内固定:在进行前路减压和融合之后,脊柱可以用前路器械进行排列和固定。这些手术的优点是他们可以通过一次手术达到充分减压、短节段融合、良好的复位和可靠固定。实验研究表明,跨越3个节段的Kaneda系统和跨越5个节段的后路椎弓根螺钉固定所提供的脊柱稳定性相当。用Kaneda系统联合前路植骨所提供的即时稳定性明显优于单纯植骨。Zdeblick早先发现Kaneda比不用器械固定具有更高的融合率、更大的扭转刚度、更高的骨小梁密度并且没有明显的与器械有关的骨质疏松。但前路内固定器治疗胸腰段脊柱前中柱损伤的前提是后柱的完整。这些前路固定系统可分为钉板和钉棒系统。钉板包括“Z”形钢板、AO钢板、Syra-cuse Ⅰ型钢板、Amstrong钢板、Dunn钢板和Kigix钢板等；钉棒系统则包括Kaneda系统、Kostuik-Harrington系统、U形钉、Zielke系统和TSRH等。

第二节　腰椎骨折

腰椎骨折是指腰椎在外力作用下持续受损。这是最常见的脊髓损伤。在中青年人中，高伤害是受伤的主要原因，如交通事故、高海拔影响等。由于老年人的骨质流失，最常见的损伤是骨质疏松，如老年人的滑倒、擦伤等。类风湿性关节炎患者常伴有精神疾病，由于大多数损伤是动力损伤，他们常伴有其他器官损伤，这给治疗带来了严重的并发症和挑战。

一、损伤机制

导致腰椎骨折的外力包括压缩、屈曲、侧方压缩、屈曲-旋转、剪切、屈曲-分离，伸展。虽然腰椎骨折可能由多种外力共同作用导致，但多数情况下，是由其中一种或两种。

1. 轴向压缩

轴向压缩外力主要产生相对垂直的负荷。终板被破坏，导致椎体受压。当压缩强度足够大时，可能发生椎体破裂。这可能导致椎体后皮质中部骨折。这种应力将导致椎弓根椎体接合处断裂，从而增加椎弓根间距的宽度。如果存在屈曲力，将导致脊柱骨折。如果力很大，会对结构的背面造成损坏。

2. 屈曲

剧烈屈曲会导致椎体前缘和椎间盘受压，同时在椎体侧缘产生拉应力。术后肌肉可能破裂或发生撕脱骨折。在椎体前方，随着椎体骨折和成角的增加，能量逐渐被吸收。介质结构通常保持完整。然而，当后韧带和关节囊受损时，可能会出现局部不稳定。如果脊髓前部的按摩超过 40% ~50%，会对后部肌肉和关节囊造成损伤，之后可能会出现不稳定和后凸。屈曲压缩损伤和基础柱结构的损伤将导致脊柱的机械不稳定、身体退化和神经损伤。

3. 侧面压缩

侧面压缩的机制类似于椎体前侧的压缩损伤，但作用于椎体外侧。

4. 屈曲–旋转

屈曲–旋转损伤机制包括屈曲力和旋转力。单纯的屈曲外力引起的主要损伤可能是前部骨结构破裂。随着旋转力的增加，韧带和关节囊结构会受到损伤，从而导致前后柱结构的损伤。随着后关节囊结构、前柱椎间盘和椎体的破坏，将出现高度不稳定的损伤类型。在腰椎中，单纯脱位是罕见的，这取决于关节突的结构。当关节突受到屈曲–旋转力时，关节突会断裂，然后可能发生脊柱脱位。

5. 屈曲–分离

由于这种损伤中，屈曲轴向前移动（通常靠近前腹壁），张力大大影响脊椎。椎体、椎间盘和韧带可能撕裂或损坏，这很容易造成骨骼损伤。骨和韧带结构同时受损，或组织容易受损。这种简单的骨损伤通常发生在 L_1 ~ L_3 椎体。虽然由于早期损伤而不稳定，但它具有很强的骨修复能力，后期具有良好的稳定性和重建能力。骨韧带损伤或软组织损伤常发生在 T_{12} ~ L_2 水平，应认为其不稳定且不太自愈。屈曲分离损伤可形成胸椎和胸腰段关节结构的双侧分离，韧带、关节囊和椎间盘撕裂，但前纵韧带最常见；如果轴向屈曲的外力足够大，前纵韧带会撕裂，导致严重的不稳定。

6. 剪切

其机制类似于屈曲-旋转。这可能导致前、侧和后腰椎滑脱。腰椎骨折损伤是最常见的损伤形式,常伴有脊髓损伤。

7. 严重损坏

标准损伤率仅继续回到屈曲损伤。外力引起前纵韧带和纤维环,而后结构受到压缩应力。这可能导致关节、椎板和棘结构骨折。撕脱骨折可能发生在椎体前部下部。一般来说,这种类型的损伤是稳定的,除了上椎体与下椎体相比发生的后移。

二、临床表现

腰椎受伤后,主要症状是局部疼痛,难以站立和折返。受伤的脊髓可能有畸形,脊髓骨折可能会出现皮下血肿。脊髓损伤的局部敏感性明显,脊髓运动明显,运动或移动时可引起局部疼痛。腹膜后血肿刺激腹腔神经节,减缓肠蠕动,经常导致腹痛、胀气甚至麻痹。单纯楔形压缩性骨折的特点是腰肌痉挛和腰椎活动受限,但很少伴有局部血肿。

长期高血压患者的神经症状较少或更少,主要包括功能完全或不完全、运动功能和括约肌功能衰竭。故障期主要是由交通事故和高空降落造成的,因此经常会出现关节损伤,但关节损伤的原因不同,关节损伤也不同。使用髋关节安全带造成的损伤通常涉及腹腔,如脾脏破裂、肠系膜撕裂、肠损伤、腹主动脉损伤等。如果使用安全带进行肩部固定,腹痛的发生率降低,但肝脾损伤的发生率增加,这也会导致脊柱和锁骨胸骨骨折。脱落引起的破裂期主要并发症是跟骨和踝关节骨折和脱位。这些复合损伤通常由于其他明显的症状而被掩盖,或者由于初级阶段肌肉萎缩症状的逐渐增加而缺乏保护,很容易被遗漏。一旦被忽略,结果很严重。

骨折通常由道路交通事故、摔伤、暴力或运动损伤引起,这可能导致不同程度的脊髓损伤,通常导致不完全瘫痪(严重时甚至完全瘫痪），通常导致双下肢肌肉无力，背部肌肉减弱或消失及排尿困难。

三、影像学表现

X 射线片对脊柱损伤诊断价值在于脊柱的曲度改变及椎体滑脱。异常的后缘线，说明骨折碎片后突压迫椎管，后突的骨碎片是鉴别单纯压缩性骨折与爆裂性骨折的关键，但明确诊断需 CT 证实。

CT 扫描：可以确定骨折类型，并显示骨折材料优于 X 射线。在轴向胶片上，它可以测量椎管前后直径和横向直径之间的距离。它可以确定椎管内骨折膜的宽度和大小以及术后恢复情况，以显示椎体受压程度。三维骨吸收可以更好地显示骨吸收和骨折的程度。

MR 评估：MR 评估是脊髓损伤最佳临床方法的首选，主要用于评估脊髓损伤的结果。它包括脊髓炎症、脊髓损伤、贫血、骨质疏松症和骨质疏松症。

四、治疗

腰椎骨折的治疗仍然存在争议，包括非手术治疗与手术治疗的指征、手术治疗的患者手术时机的选择、手术入路的选择、手术方式的选择。

（一）非手术治疗

非手术治疗通常使用卧床休息、坐垫、悬吊或腰椎桥入路和其他身体功能进行复位，并对腰背部肌肉进行功能锻炼。在控制复位的情况下，他们通常卧床 4 ~ 10 周，然后穿石膏背心或矫正器以控制脊髓的伸展，并早早离开床上活动，然后调整 8 ~ 12 周。一般认为，后凸畸形<30°的压缩性骨折及无神经损伤的稳定性骨折或相对稳定性骨折可采取非手术治疗。

(二)手术治疗

1. 手术时机

关于脊柱手术的时机有很多争论。大多数人认为大脑受伤是紧急手术的征兆。对于完全性脊髓损伤或不完全性脊髓损伤,可延迟数天,待脊髓水肿消退,再行手术治疗。对神经功能正常的不稳定性腰椎骨折,应尽早行切开复位和内固定手术。

2. 手术入路

胸腰椎骨折的手术技术包括前路、后路和前后路。目前,脊柱负荷评分系统已引起更多关注。其结果根据椎体压缩程度、进入脊髓的骨折数量和后凸程度:3 ~ 6 分可以进行后路手术分支和 7 个前路手术分支。由于每种手术都有其优点和缺点,因此应根据骨折的类型、患者的情况及医生自身的经验和条件选择合适的手术方法,以便于患者康复并减少并发症。

(1)前路手术:一般认为术前适应证主要包括以下几点。不完全性脊髓损伤,临床观察脊髓前高剂量,背部无高剂量;未能瘫痪,前部和中部严重损伤,后部结构不完全损伤;前部压迫材料引起的迟发性不完全性麻痹;进行性脊柱后凸。它具有创伤大、手术时间长、出血持续时间长、难以发现脊髓损伤和严重肺炎等缺点。

(2)后路手术:该手术是治疗胸腰椎骨折的一种传统手术方法,可用于以下情况。具有完全精神创伤的胸腰椎骨折(尤其是创伤后不到 6 h 的骨折);骨折合并脊髓损伤<50% 的爆裂骨伤患者;与后侧相关的损伤;经技术证实,压力来自脊髓后部,但对于陈旧性胸腰椎骨折的后纵韧带和后柱结构完全损伤的患者,术后简单手术很难取得良好效果,它不能解决直视时脊髓前方的压迫,从而导致肌肉损伤和脊柱不稳定。

(3)前后路联合手术:结合前后路手术可以实现完全减压、良好的支撑和生物力学稳定性。目前,人们普遍认为,前路和后路手术的主要体征包括:对于术后仍有明显或慢性脊髓部位和神经症状的患者,需要进行前路手术;以及当胸腰椎爆裂性骨折的后凸度超过50%或有明显的三柱损伤时,应考虑前后路手术。然而,这种手术的特点是创伤严重、难度大、技巧高,因此在临床进展中受到限制。

3. 手术方式

(1)椎弓根螺钉技术与骨固定:后路短节段椎弓根钉内固定是最常用的手术方法,内固定失败率高,多处固定丢失,因此经常需要结合植骨融合、椎体成形术等方法进行治疗,可通过椎弓根或椎间孔向椎体内植骨融合。近年来,为了解决传统内固定的缺点,短段固定中出现了3个椎体和1个固定段的方法。3个椎体通常用于胸腰段骨折,其具有前后纵向韧带骨折和椎间盘骨折,其在爆裂骨折患者较传统跨节段固定更牢固、有效。单节段固定主要适用于椎体未完全爆裂椎弓根完整者,其可最大限度地保留了脊柱节段运动功能。

(2)经皮椎弓根固定:手术通过小切口,完成置钉、复位和穿棒等手术操作,在切口长度、椎旁肌损伤、术中出血量、术后引流量、术后疼痛程度及住院时间等方面有很多优势。

(3)后凸成形术和椎体成形术:经皮椎体后凸成形术(percutaneous kyphoplasty,PKP)和经皮椎体成形术(percutaneous vertebroplasty,PVP),这是一种理想的手术方法,通常用于治疗胸腰椎压缩性骨折,尤其是老年性骨折。最近,它也逐渐用于腰椎修复骨折。

(4)脊柱内窥镜技术:它包括胸腔镜、腹腔镜和后路脊柱内窥镜。通过胸腔镜和腹腔镜手术治疗胸腰椎骨折的减压和内固定是微创脊柱外科的发展方向之一。推荐其有效性和安全性。该技术的发展目标是与开放手术的适应证保持一致,同时尽量减少损伤和并发症。近年来,内窥镜前路脊柱手术逐渐被内窥镜辅助的小前路微创脊柱手术所取代,克服了传统前交叉手术创伤长、恢复慢、学习曲线陡的缺点。随着脊柱内窥镜和计算机技术的不断发展,象限减压、METRX和其他内窥镜技术,或METRX辅助的X管扩张通道减压,结合六分仪椎弓根螺钉系统的内固定,可用于无神经损伤的胸腰椎爆裂性骨折患者的抗减压和微创椎弓根内固定。

(5)后路微创经皮椎弓根螺钉内固定结合椎体成形术或后凸成形术:随着经皮椎椎弓根钉内固定的发展和技术的发展,气囊辅助终板复位椎体成形术联合经皮椎弓根螺钉内固定将成为胸腰椎骨折合并后韧带复合损伤患者的临床准备。

总而言之,手术和外科治疗仍然存在争议,但选择手术方法的最终原则是确保患者得到最好的治疗,且损伤最小。

第三节　骶骨骨折脱位

骶骨位于脊椎末端,较深,具有复杂的环境结构。损坏是罕见的,骶骨骨折和腰骶椎脱位大约占所有脊椎骨折的1%,可单独发生,也可与盆腔损伤同时发生;前者少见,后者占软骨的30%~40%,由于严重损害骨盆和骶骨膀胱的稳定性,在诊断和治疗合并炎症时很容易漏诊,通常无法及时治愈。1847年,马尔盖涅在他的著作中首次讨论了骶骨骨折的诊断和治疗,并表示骶骨骨折可以追溯到7世纪,但当时骶骨骨折问题尚未引起医学界的广泛关注,相关数据也很少。传统上,骶骨骨折的治疗主要是临床治疗,但临床治疗后,部分患者仍有膀胱和直肠功能障碍、鞍区异常、小腿肌肉无力、肢体疼痛等现象。骶骨骨折引起的骶神经丛损伤是骨盆骨折后长期致残的主要原因之一。近年来,由于损伤压力应变的增加,骶骨骨折的发病率大大增加。同时,随着骨科创伤急救技术的快速发展,骨盆骨折患者的生存率大大提高,使得骶骨骨折后遗症问题成为焦点。此外,患者对骶骨骨折晚期治疗和延长寿命的需求也在增加。所有这些因素导致了骶骨骨折治疗观念的改变。目前,联合干预已表明,严重损害骨盆稳定性和脑瘫的患者应接受早期积极的手术,以重建骨盆,并为受损神经的功能恢复提供条件。近年来,对骶骨骨折手术治疗的研究逐渐增多。许多新的手术方法和内固定器已用于临床治疗,并取得了一些临床效果。虽然手术方法很多,但目前还没有公认的手术方法,因此如何选择骶骨骨折的手术方法是医生们未来需要研究的问题。

一、骶骨解剖与生物力学特点

骶骨由 5 节骶骨组成,上大下小,前凹下凸。骶骨的中心由 5 个椎骨连接,形成骶骨体,两侧为骶骨翼。骶翼与内耳表面和髂骨形成骶髂关节。椎体后部被一个中空的骶管包围,骶管内有马尾神经。骶骨体的前部保护为骶骨岬。在骶骨前方,有一个水平的残余椎体融合。在水平的两端,有 4 对骶前孔。骶神经的前支从骶前孔伸出椎体,形成骶丛。骶骨后部有 4 个,骶后孔和骶神经后支起源于此。作为骨盆后环的一部分,骶骨与各种主要结构相邻。骶外侧动脉和骶前动脉是位于骶骨前部的骶内动脉的分支,共同形成骶前神经丛,靠近骶骨。动脉吻合呈网状,壁薄,无弹性。此外,骶骨前方还有髂动脉、髂内动脉和静脉、腰骶干、闭孔神经、直肠和乙状结肠。由于上述结构相邻,骶前静脉网靠近骶骨,而骶骨骨折容易撕裂出血。此外,髂动脉、髂内动脉和肌腱、腰骶干、闭孔神经、直肠和乙状结肠也可能受损。手术中如果髂内动脉和腰骶干进入骶骨前部,特别容易造成损伤。

骶骨是骨盆后环的重要组成部分,它连接着骨盆的前部和后部。骶骨和髂骨之间有韧带,可以增强骨盆的力量,调节从下肢到骨盆和背部的能量传递。附着在骶髂关节上的主要韧带是骶髂骨间韧带、骶髂后韧带、前骶髂韧带、骶骨结节韧带和骶棘韧带。骶骨、骶髂关节和其他韧带形成骶髂关节。骶髂关节是维持骨盆稳定性和改变上下肢负荷的重要方法。它在整个骨盆功能中占60%。当骶骨垂直骨折并移位时,骨盆的稳定性可能会受到破坏。Stock 等人认为,对于不稳定的软骨,应主要治疗后环。如果在固定前环时固定后环,骨盆的稳定性可以达到完整骨盆的65%~71%。Comstock 等人分别用骶髂杆、前板和骶髂骨螺钉将骶髂关节固定在由耻骨联合和骶骶关节分开的胃肠道上。结果表明,其稳定效果达到正常骨盆结构的70%~85%。因此,骶骨和骶髂关节安全性的康复对骨盆功能的康复起着重要作用。

合并损伤主要由软骨引起,主要由直接暴力引起;骶骨骨折的并发症主要累及肛门、肛门和骶骨神经。

二、临床表现

骶骨骨折的临床症状因损伤程度而异。检查期间应注意以下几点。

1. 疼痛

那些抱怨受伤后骶骨持续疼痛的患者应该接受详细检查。显然,断裂线主要由断裂引起,断裂线可以根据断裂方向确定。传导冲击疼痛小于腰椎骨折,尤其是在站立位置。

2. 害怕坐下来

坐着时,重力会直接导致骶尾部疼痛,因此患者往往站立或坐在臀部旁边。

3. 皮下瘀斑

因为骶骨是一个浅而深的损伤,很容易在皮肤下触及,体检时可以看到血肿、皮下瘀斑或皮肤挫伤和骨折。

4. 肛门指检

直肠指检时,骨折线的方式、是否有明显效果及是否为开放性骨折,都可以根据骨折的位置、骨折位置的变化及是否有出血来影响。

5. 鞍区感觉干预

骶孔骨折可刺激骶神经分支,导致鞍区出现各种异常现象,如过敏、刺痛、麻木和感觉减退。

三、骶骨骨折分型

1. 骨折横向

骶骨的各个阶段都可以看到横向骨折,但通常发生在中下段。

2. 长断裂

纵向骨折比骨折少见。它们都是由暴力造成的,它们通常与软骨同时发生或发生骶髂关节脱位。通常,骨折线常发生在骶孔外侧。严重时,部分盆腔损伤和同侧小腿向上移动,可能出现膀胱、直肠和腹膜后血肿症状。

3. 碰撞断裂

其中大多数是星状或不规则粉碎性骨折,由直接暴力对局部区域造成。它们通常没有明显的位移。如果在临床实践中不太注意检查,很容易错过诊断,应该注意 X 射线片。

4. 撕裂损伤

由于骶骨结节韧带引起的骶骨后部撕裂,骨折很容易丢失,应予以注意。

四、检查

1. X 射线平片

拍摄正后位和 X 射线图像,并为疑似骶髂关节受累的患者拍一张侧位片。除了诊断骨折线外,还需要对治疗进行分类和考虑。因为肠道中有很多影响因素,所以在拍照之前应该彻底清洗大肠。

2. CT 和 MRI 检查

CT 检查比 X 射线平片更准确,尤其适用于确定骨折线及其位移;对于周围软组织的观察,MRI 检查是准确的。

五、诊断

1. 历史伤害

创伤时注意骶骨的位置和暴力的方向。患者通常在创伤后立即出现明显的局部症状，并经常抱怨特定的病史，在跌倒后拒绝坐下。

2. 临床表现

仔细检查，通常不难诊断。只要仔细按照通常的触诊，大多数损伤都可以及时诊断；同时，应进行直肠指检，以确定直肠是否有任何损伤。

3. X 射线平片

正后位拍 X 射线片。如果预计骶髂关节会受累，需要拍一张侧位片。

4. CT 和 MRI 检查

CT 检查比 X 射线平片更准确，尤其适用于确定骨折线及其位移；对于周围软组织的观察，MRI 检查是准确的。

六、治疗

虽然骶骨骨折和腰骶椎脱位的治疗有时是困难的，但手术治疗和非手术治疗一般都有满意的效果。

（一）治疗原则

（1）无移位者，卧硬板床休息 4～6 周后逐步扶拐起床活动；就座时，垫上气垫或海绵以保护局部区域并降低压力。

（2）如果体位有轻微变化，患者应在局部麻醉后通过肛门指检逐渐缓解，然后在 2～3 d 后重复检查以保持平衡。

（3）重量移动。局部麻醉后，首先通过肛门指检进行手法复位。如果无法复位或调整无法维持，可根据需要进行切开复位和内固定。

(4)骨盆骨折患者应以骨盆骨折为主,包括休息床(蛙式)、小腿胫骨结节治疗、切开复位和内固定。

(5)骶神经损伤患者可以进行局部预治疗,如果无效,则需要进行减压手术。

(二)特殊类型的骨折及其处理

(1)对于骶骨纵向骨折伴骶髂关节脱位的患者,除部分病例可采用切开复位内固定治疗外,大部分采用非手术治疗,治疗顺序如下:①牵引复位;②骨盆兜带悬吊牵引;③石膏短裤固定。

(2)骶骨上段横行骨折,骶神经根患者经常需要手术,手术中要切除骶椎板以进行神经减压。对于移位明显的骶骨骨折,可以考虑撬拨复位。无损处理用于无位移或手动复位的轻微位移情况。

(3)骶骨下段横向骨折。①无移位:采取蛙式姿势,卧床2~3周。如有必要,使用阻塞性治疗缓解疼痛或使用慢性麻醉。②骨折:一般情况下,在局部麻醉下,按直肠指检法,用示指轻轻推回骨折,重建骨折末端。对于手法复位失败的患者,可考虑采用切开复位和克氏针内固定。

(4)骶骨横向骨折伴腰骶关节脱位治疗困难,通常需要切开复位和内固定;椎弓根螺钉技术和线材修复和结扎可酌情选择。

(5)对于腰骶关节的简单切除,应根据“脊椎滑脱”进行手术,并经常使用后路椎弓根螺钉固定。

(6)合并骶骨骨折的双侧骶髂关节脱位,多需行开放复位及双侧骶髂关节融合术。

(三)手术治疗方法

目前,骶骨骨折的手术方法很多。传统方法主要包括外固定、骶杆、骶髂螺钉和后路钢板固定。目前,骶髂螺钉已广泛应用于临床实践。随着内部固定力学的发展,一些新的方法,如LCP、π-棒、三维骶骨板等已应用于临床,并取得了良好的效果。

1. 外固定架

外固定器是骶骨骨折和骶髂关节损伤的主要治疗方法。外固定架治疗骨盆骨折始于20世纪50年代。自20世纪70年代以来，外固定技术发展迅速。外固定架的优点是操作简单、操作灵活、切口小、时间短，尤其是术后护理简单。因此，它在临床上得到了广泛的应用。骨盆骨折伴休克的发生率高达35%～65%，这不仅是由严重的器官损伤引起的，还与出血和损伤的严重程度有关。该外固定架特别适用于骨盆不良或开放性患者的急救，可早期调整骨盆的稳定性，有助于复杂创伤的进一步治疗。特别是对于盆腔开放且不能大幅度控制出血的患者，使用外盆腔瓣膜修复盆腔容量，控制血液，挽救患者生命。它的优点是：①通过减少盆腔容积来增加腹膜后腔的压力。它可以阻断腹膜后血肿。②减少骨折活动，优化血栓形成，减轻疼痛。③易于操作和其他处理。Meighan等人清楚地证明，外固定是紧急治疗关节软骨缺损的最合适工具。一些研究表明，立即外固定可以将骨盆骨折血流动力学不稳定患者的死亡率从41%降低到21%。例如，AO的C型骨盆钳用于骨盆骨折的紧急治疗。它们只需要在双侧髂骨外板上治疗，几乎没有损伤，但可以在一定程度上恢复骨盆的能力和稳定性，为进一步治疗提供条件。潘金社等人认为，骨盆外固定是一种简单、安全、并发症少、有效的技术，可以在X射线透视下修复骨盆骨折。尽管外固定对于骶骨骨折简单实用，但仍会引起许多问题，如螺钉传递、固定销松动、髂骨翼骨折、骨衰竭和延迟修复。此外，外固定器只能修复骨盆环的稳定性，而不能直接修复骶骨骨折的移位。Ward等人认为，简单的外固定不能为不稳定的关节软骨骨折提供足够的稳定性。Bircher认为，尽管在骶骨骨折中使用外固定可以增加骨折的稳定性，但仍应考虑手术治疗。因此，外固定器通常被用作贫困患者的临时固定程序。单独使用外固定器治疗骶骨骨折存在一些局限性。然而，由于其易于修复和调整，外固定器可以与其他类型的骶骨内固定材料一起使用，这也是帮助保持骨盆稳定性的最佳选择。

2. 骶骨棒

骶骨棒是治疗骨折的早期内固定器械。通过研究，Stone 等人证明了使用骶骨棒穿线技术修复骨盆后环损伤，尤其是骶骨骨折是可靠的，并对其提供了支持。国外关于骶骨棒使用的文献很多。骶骨骨折，尤其是长骶骨骨折的骶骨棒固定，切口小，操作方便。然而，随着临床研究的发展，骶骨棒的许多缺点已经出现。宋连新等人的临床研究发现，当侧环仅用骶骨棒、四块方形钢板和可拆卸螺钉治疗时，骨盆的稳定性分别为完整骨盆的17.8%、38.4%和48.2%。可以发现骶杆固定的机械稳定性较差，一些研究表明骶杆对外部旋转力的抵抗力较差。使用双骶杆固定可以提高生物力学稳定性，但许世昌和其他学者已经证明，如果放置第二根骶杆以保持稳定性，因为第二骶杆的位置低于髂后嵴的位置，所以骶管容易不稳定或受损。骶杆修复的主要问题如下：①由于骶杆被侧向压缩，只能用于 Denis Ⅰ 骨折。对于Ⅱ型和Ⅲ型骨折，如果复位不良或不稳定，压迫后很容易压迫骶孔，极易压迫骶神经。②骶骨棒的使用以双侧髂骨完整为前提。骶杆不能用于髂后上棘或双侧骶髂关节损伤。③骶骨棒本身并没有接触和修复骶骨，而是通过双侧后骶骨的固定恢复了骨盆后环的稳定性，从而直接减少了骶骨骨折。它没有直接减少和调整骶骨本身的移位和压迫。因此，它不用于伴有神经损伤的骶骨骨折，仅用于恢复侧环的稳定性。④提高系统可靠性。综上所述，目前很少有单独治疗骶骨棒的临床研究。然而，骶杆也可以与外固定器或骶髂螺钉一起使用，以获得满意的效果。

3. 后路钢板固定

骶骨骨折后路钢板固定方法主要有直接骶骨钢板固定和经骶骨重建钢板固定。

经骶骨重建钢板固定是一种在成功处理双侧髂后棘下的骨骼后，通过恢复后环的稳定性来直接修复骶骨的方法，这是一种改进的方法。由于其固定效果不佳，通常需要同时使用骶髂螺钉。因此，国内外的科学数据很少。这种治疗过程的主要缺点是：①虽然可以恢复后环的稳定性，但不能直接在骶骨移位的复位和修复中发挥作用。②重建钢板的使用在手术过程中经常面临复位困难和损失低的问题。③后路经骶板固定是损伤。④固定效果差。因此，用这种方法治疗骶骨骨折的报道很少，但仍仅见于损伤小、并发症少的骶骨骨折，且往往需要下肢长期辅助。直接骶骨板固定是一种使用小金属直接在骶骨后治疗骶骨骨折的方法。该方法不涉及骶髂关节的发育，因此剥离程度小，损伤也小。然而，直接骶板固定的应用局限性很小，主要局限于 Denis Ⅱ 骨折，Denis Ⅰ 骨折靠近内侧。然而，骶板直接固定的应用限制性很小。如果断裂韧性在另一个地方，钢板很难同时修复断裂线的两侧。因此，Denis Ⅰ 型后骨折应穿过骶髂关节，而 Denis Ⅲ 型骶骨骨折可通过使用中线上方的桥式钢板在骶骨外翼进行修复。这种治疗方法可以直接治疗骶骨骨折，但存在很多问题。首先，这种方法有少量的应用。它适用于简单的纵向骨折，但不能用于横向和粉碎性骶骨骨折。其次，如果螺钉直接放置在骶翼方向之后，很容易损伤 L_5 和 S_1 神经及骶前神经，如果螺钉放置在 Denis Ⅱ 和 Ⅲ 区，很容易进入骶孔和骶管，造成医源性神经损伤。最后，尽管有所改进，但由于骶骨皮质较薄，且骶骨前方有许多重要结构，大多数工人为了安全起见使用一个皮质固定，因此固定的稳定时间以及效果和预后尚不清楚。它很少用于医疗实践。

4. 骶髂螺钉

1989 年，Matta 和 Saucedo 首次采用骶髂螺钉内固定。他们使用骶髂骨拉力螺钉修复后骨盆环。该方法是通过骶髂关节将骶髂骨拉力螺钉从髂翼后外侧改进到 S_1。椎体切割至局部髂骨表面。

该技术适用于骶髂关节骨折、脱位和长骶骨骨折。然而，由于 L_5 根向外并在骶髂翼方向下方行进，骶髂静脉丛与骶骨密切相关。如果你在工作中不注意它，它会损坏的。此外，S_1 椎体固定螺钉可能会进入骶孔和骶管，因此很困难。一般来说，这种手术需要经验丰富的医生在床 C 形臂的刚性位置下进行。20 世纪 80 年代，Ebraheim 等人报道，Duwelius 在 1992 年再次发表了 CT 引导下的骶髂螺钉内固定术，并认为 CT 引导可以直接观察神经孔的位置，从而可以更容易地驱动螺钉并测量螺钉的长度和尺寸。骶髂螺钉内固定是治疗骶骨骨折的一种广泛使用的方法。目前，我国对骶髂螺钉的研究较多。骶髂螺钉的原理与骶杆相似，两者都旨在恢复后环的稳定性。然而，骶髂螺钉的质量明显优于骶杆和骶板，以防止垂直剪切或旋转暴力。英格等人发现，用两个骶髂螺钉发育骶骨可以获得更稳定的结果。骶髂螺钉治疗骶骨骨折的优点包括：①手术简单，出血少，损伤小。随着手术过程中定位装置的发展，许多研究人员开始建议采用复位和经皮骶髂螺钉修复骶骨骨折。②骶髂螺钉固定骨盆后，可提高后环的稳定性。缺点：①适用范围狭窄，只能用于 Denis Ⅰ 骶骨骨折。不能用于Ⅱ型和Ⅲ型骨折或骶骨横断骨折。②应在实际透视中进行。术中应反复透视骨盆进出口或在 CT 引导下进行，操作人员应具有丰富的临床经验。如果操作中有轻微错误，可能会误认为进入骶孔损害神经，或进入椎体前部损害骶前神经和神经。骶髂钉可以穿透 S_1 椎间孔或以 4°的偏差进入骶骨前皮质。螺纹可能引起髂神经和骶神经。Sagi 等人认为，C 臂 X 光机显示螺钉在外、入口和倾斜位置没有进入 S_1 椎间孔，这无法将螺钉从 S_1 椎孔中取出。可能建议将钉子植入 S_1 椎体的前部和平均 1/3 处，而不是仅在显示钉子位于 S_1 椎间孔上方的位置，以确定钉子没有进入椎间孔。③骶前螺钉治疗骶髂关节的效果是公认的，但骶髂骨骨折治疗的效果仍有待研究。Griffin 等人研究表明，经皮骶髂螺钉是治疗不稳定骶髂骨骨折的有效方法，但垂直骶髂骨折的螺钉固定失败率比治疗骶髂关节损伤的失败率高13%。④不可能直接修复骶骨,也是骶骨骨折的直接治疗方法。通常不可能解决骶骨骨折伴神经损伤的问题,如果难以复位和加压固定,神经损伤的症状可能会加重。因此,尽管骶髂钉是骶髂骨关节的一种装饰方法,但在骶骨骨折的治疗中,尤其是在冠状动脉疾病患者中,它还没有被广泛接受。

5. 锁定加压钢板

近年来,随着骨科内固定技术的发展,刚性加压钢板(JCP)作为内支架被广泛应用于四肢骨折。一些国外学者将LCP支架理论用于骶骨骨折的治疗。中国的杜明奎、王秋根等人也报道并进行了LCP治疗骶骨骨折的生物力学实验。由于其独特的锁定孔设计和作为稳定内支架的独特作用,LCP在治疗骨折时具有以下优势:①LCP固定具有内支架的作用,在骶骨粉碎性骨折的复位和修复过程中可以控制复位而不受压迫,避免过度干扰或损伤神经。使用LCP治疗DenisⅡ骶骨骨折,可以通过后路扩大骶后孔,使“角”形骶孔扩大并发挥减压作用。②骨盆骨是由两层皮质骨膜夹着厚松质骨形成的“三明治”结构,骶骨对严重疾病很重要,不容易稳定修复。LCP由于其特殊的螺钉锁定和角板原理设计,使钢板和螺钉形成完整而稳定,可以改善骶骨骨折。③因为LCP钢板和螺钉的锁不会改变,所以螺钉只能通过皮质侧面进行有效修复。在外科手术中,用普通钢板治疗时,可以避免因穿透皮层外部而引起的神经、神经和内脏损伤的并发症。④术中不需要回顾性透视,这会降低X射线的暴露。⑤当骶髂关节伴髂翼骨折时,不能使用骶棒固定。当使用骶髂螺钉固定时,也需要钢板固定,但可以使用LCP固定。⑥手术过程中,钢板不用严丝合缝,操作简便,手术时间短,局部组织损伤小,可减少并发症的发生。⑦也适用于严重骨质疏松症患者。缺点是钢板很贵。锁定加压钢板在LCP治疗中的应用是骶骨治疗的进展。与以前的方法相比,它的应用范围更广。这种内固定适用于Denis Ⅰ、Ⅱ和Ⅲ型骨折引起的骨盆不稳定患者以及不稳定骶骨粉碎性骨折患者。这种方法的另一个改进是，它可以在没有压力的情况下用一层早产儿的皮质来治疗骶骨翼，这显然是易位。该骶骨的直接发育不能通过以前的内固定手术实现。然而，由于LCP应用于骶骨骨折的治疗，骶骨本身的发育受到限制，并且无法实现内固定器的复位辅助，这将导致手术中复位或固定不稳定的问题。因此，LCP通过调整侧环直接治疗骶骨实现了实验，但其临床应用仍处于初级阶段，临床报告很少，需要进一步研究以证实其有效性。

8.3D打印技术

目前通过3D打印技术进行术前规划已经成为一种发展趋势，并且在骨肿瘤切除、颌面外科取得了巨大的成功。3D打印技术是通过熔化和沉积来加速3D物理建模，从而可以在医生面前更频繁地看到复杂的骨折，使骨折的评估和分类更容易，初步诊断更准确。此外，医生可以在手术前和手术中使用的固定金属固定之前进行实际手术。结论直接减少手术时间和使用X射线透视，有利于患者和医生的健康。

在骶骨骨折、脱位手术治疗方面3D打印技术也有传统技术不可比拟的优势，能根据不同患者的影像数据制定个性化修复方案。3D打印技术中精确的术前准备和快速成型技术可以指导工作。术前3D精确测量可以减少术中钢板弯曲和螺钉测量前的时间频率，从而缩短手术时间，减少出血，降低感染和并发症的发生率。3D打印技术应用于骶骨骨折、脱位治疗可达到精确治疗的目的，修复更精确、可靠、简便疗效更佳，可有效预防骶骨骨折、脱位修复后主要并发症。

骶骨是骨盆环的重要组成部分，其损伤常伴有骶髂关节损伤，会影响骨盆环稳定性。骶骨骨折逐渐成为医学研究的焦点。骶骨骨折的治疗也从早期护理改为不稳定骨折或肌腱损伤骨折的主动手术。骶骨骨折的手术程序发展迅速,从早期的外固定到目前各种内固定工具的应用,从骶髂螺钉和骶骨棒到用于TOS和π棒长期双向加压固定的简单横向固定。通过直接开发带后环的骶骨至LCP,以及使用三维仪器对骶骨进行复位和治疗,以广泛使用3D打印技术。骶骨骨折的治疗正在迅速发展。目前,不稳定骶骨骨折或骶骨骨折伴神经损伤的综合治疗策略被积极采用,以减少后遗症并提高寿命。过去,骶髂螺钉、骶骨棒、外固定等手术方法主要是为了修复骨折以恢复后环的稳定性,不能直接起到减少和修复骶骨、减少血管的作用。近年来,随着LCP TOS三维复位固定技术和3D打印技术在骶骨骨折治疗中的应用,骶骨骨折,尤其是神经损伤患者的疗效大大提高。它不仅可以重建和修复骶骨,还可以借助内固定器修复骶骨孔的图像和骶骨的形状,舒缓神经,为骶骨缺损的修复创造条件。

总之,治疗骶骨骨折的方法很多。近年来,骶骨骨折的诊断和治疗有了很大的提高。然而,仍有许多方面不令人满意,尚未出现可接受的治疗方法。一些新方法还未经过临床数据和生物力学研究。

第四节　四肢骨关节结核

一、髋关节结核

髋关节结核的发病率在所有髋关节结核患者中排名第三。大多数孩子以单侧为主。髋关节结核早期诊断为单纯滑膜结核或单纯骨髓结核,滑膜结核更容易见到。一种简单的骨质疏松症,它通常发生在股骨头头部或髋臼髂骨边缘。后期可能出现冷性囊肿和病理性脱位。囊肿会从髋关节前部和内部的薄弱区域离开腹股沟内侧,或流向后部,成为臀部冷性囊肿。

(一)临床特点

1. 症状

起病缓慢,伴有低烧、疲劳、乏力、无意识、消瘦、贫血等身体症状。大多是单侧,早期症状是疼痛。疼痛一开始并不严重,但休息后会好转。对于儿童来说,夜晚会经常啼哭。患儿经常抱怨膝盖疼痛。

2. 体征

当疼痛加重时,患者会跛行。在后期,腹股沟和臀部可能会出现冷疮。冷疮破掉后,变为慢性窦道。当股骨头损伤明显时,可能会产生病理性脱位,主要是后脱位。愈合后,会留下各种畸形,如髋关节屈曲、内收和内旋畸形、髋关节僵硬和腿部脱位。

(1)"4"字测试良好。需要指出的是,这一指标受个体因素(年龄或肥胖)的显著影响,因此应该从两个方面进行比较;以此类推。为了比较,外侧踝关节的位置应该相同,不应有高度上的区别。

(2)超伸髋关节试验:通常用于诊断儿童早期肺癌。孩子处于活动位置。检查者一只手握住骨盆,另一只手抓住脚踝抬起小腿,直到骨盆开始站在桌子上。在同一个实验中,比较了两侧的髋关节比率。可以看出,腰部关节向后伸展时的冲击力有很强的抵抗力,因此伸展幅度没有正常一侧大。正常侧可延伸 10°。

(3)托马斯征:常用于检查腰关节屈曲畸形。患者平躺在硬桌子上,整个观察者弯曲腰部和膝关节,使膝盖尽可能靠近胸部。同时,腰椎前凸完全消失,腰椎平放在床上。如果髋关节有屈曲畸形,这是很明显的。根据大腿和桌子的角度,可以确定屈曲畸形的程度。

(二)诊断要点

1. 病史

患者既往可能有肺结核病史或结核病接触史。

2. 实验室检查

红细胞沉降率在活动期明显增快;病变趋向静止或治愈时血沉则逐渐下降至正常。

3. 影像学检查

X 射线检查对髋关节肺损伤的诊断非常重要。有必要同时拍摄两个髋关节的平片进行比较。早期只有骨定位,良好的 X 射线图像可以显示关节囊肿胀。关节间隙变窄和骨不均匀是早期 X 射线征象。随着损伤的加重,出现空洞和骨死亡。晚期发现病理性后脱位。治疗后,骨轮廓边缘清晰,表明伤口正常。

CT 和 MRI 可以早期诊断。它可以明确髋关节内的液体量,并可造成普通 X 射线图像无法看到的小的骨损伤。

(三)治疗思路

1. 保守治疗

全身与局部治疗措施的整合。抗结核药物通常控制 1 年或 2 年。屈曲畸形患者应给予皮肤牵引。在畸形治疗 3 个月后进行髋关节的人字形石膏固定。总的来说,疾病是可以控制的。单纯性滑膜肺炎可用免疫组织化学方法治疗。

2. 手术治疗

(1)滑膜切除并病灶清除术:如果髋关节内有更多的液体,髋关节滑膜切除术可以保留股骨头。一般来说,手术中的发现比 X 射线检查和临床评估更重要。滑膜切除术中有必要去除局部病变,即去除全部骨缺损。寒冷时必须进行清洁。术后用人字形石膏固定髋关节;3 周帮助愈合伤口。然后开始臀部锻炼。慢性支气管炎患者也需要手术。手术前后应使用抗生素治疗混合性疾病。

(2)髋关节融合术:对于混合关节融合症患者,通常建议同时进行关节融合手术。在某些病例中,病理变化正常,髋关节似乎纤维僵硬,但小手术可能会引起疼痛,因此髋关节融合术是合适的。

(3)全髋关节置换术:在抗结核药物的控制下,全髋关节置换是可行的。移植后将诱导肺结核靶向治疗,成功率约为80%。

(4)转子下矫形截骨术:髋关节有明显屈曲、内收或外展畸形的患者可采用转子下矫形截骨术治疗。

二、膝关节结核

膝关节结核是全身第二位的骨痛和关节损伤,只比脊髓损伤低一点。其中大多数是儿童和青少年。

(一)临床特点

1. 症状

起病缓慢,伴有低热、乏力、乏力、无意识、消瘦、贫血等表现。患儿有晚上哭的特点。

2. 体征

膝关节肿胀、髌上囊肿胀,髌骨漂浮试验良好。在膝关节结核的晚期,滑膜会肿胀和增厚。持续的关节积液和肌肉萎缩导致膝盖纺锤形肿胀。由于疼痛,膝关节部分被替换,长时间后发生收缩屈曲。在晚期,出现冷疮,形成溃疡后产生慢性窦道,这可能对长期愈合不利。或韧带损伤导致的病理性脱位。伤口在静止或愈合后变为纤维刚性;骨骼生长受到抑制,导致小腿的长度不一致。

(二)诊断要点

1. 病史

患者既往可能有肺结核病史或结核病接触史。

2. 实验室检查

红细胞沉降率增高。

3. 关节穿刺

早期膝关节可获得纯净液体。随着疾病的进展,提取的液体逐渐变得浑浊,与纤维素混合,最终为化脓性。

4. 影像学检查

在滑膜结核的早期,X 射线图像上只看到髌上囊肿胀和局部骨骼骨质疏松。慢性病患者可以看到关节间隙变窄和骨缺损。在后期,骨破坏更严重,无关节间隙,严重的情况下,发生胫骨半脱位。无感染时骨质疏松严重;骨硬化发生在混合感染时。CT 和 MRI 可以发现普通 X 射线图像所不能看到的病变,尤其是 MRI 具有早期诊断价值。

5. 关节镜检查

它对膝关节滑膜结核的早期诊断有特殊的价值,也可以作为一种小型的显微镜滑膜切除术。

(三)治疗思路

1. 保守治疗

全身与局部治疗需同时进行,局部制动也十分重要,固定时间不少于 3 个月。大多数单纯性滑膜结核患者可以被治愈,所有或大部分联合手术都可以保留膝关节。

关节腔内局部注射抗结核药物:首先,抽吸关节积液,然后将抗结核药物直接注射到关节腔内。成人每次可注射 200 mg 异烟肼,儿童可减半注射;也可以注射链霉素,成人注射 1 g,儿童注射 0.5 g。每周 1 ~2 次,治疗 3 个月。如果滑膜炎症严重,液体无法抽吸,也可以将药物注射到穿刺处。经过局部药物治疗后,如果积液减少,色泽转清时可以继续治疗。

2. 手术治疗

(1)滑膜切除术:全身与局部治疗后如果没有变好,滑膜肿胀和肥厚,可以进行滑膜切除术。对膝关节结核患者行滑膜切除术一般仅做滑膜大部分切除术,保留半月板和交叉韧带。术后继续关节腔内给予抗结核药物。当进行滑膜切除术时,通常会发现伤口的真正情况比手术前的预计更严重。同时,手术程序应及时改变。

(2)考虑切除病灶:全关节结核患者,如果其破坏和进展是明显的,或者存在污染物,那么一定会有碎片,则需要进行病灶切除。

(3)膝关节融合术:在局部清创术后是否进行膝关节融合术尚无最终结论。一般认为,15 岁以下的儿童或局部清创术后软骨缺损的成人不能融合;对于 15 岁以上严重关节畸形和损坏的患者,在病灶后同时进行膝关节加压融合;收缩性屈曲患者应进行融合。高钢针通常在 4 周后拔出,管式石膏至少需要 2 个月。

第五节　骨性关节炎

骨性关节炎(OA)是一种慢性关节疾病,它是以关节疼痛、变形、活动受限为特点的慢性和退行性关节疾病。其主要病理改变为关节软骨退行性改变和继发性骨质增生;本病可分为原发性和继发性两大类。好发于负重大、活动多的关节,如脊柱、膝关节、髋关节等处。骨性关节炎经常发生的部位是手的远、近端指间关节、拇指腕掌关节、颈椎、腰椎、髋关节、膝关节、足第一跖趾关节。以膝关节发病率最高,其后是腰椎、颈椎,其他关节的发病率相对要少一些。

本病多在中年以后发生。据统计骨性关节炎发病率为 50%,55 岁以上的人群中发病率 80%,60 岁以上发病率为 90%,70 岁以上发病率为 98% ~100%。因此人们又将“骨性关节炎”叫作“下半生疾病”(意思就是说,按人的寿命约 100 岁计算,进入 50 岁后常相伴的疾病)。

一、临床特点

(一)症状

本病的主要症状为关节疼痛,早期为钝性疼痛,以后逐渐加重,可以出现典型的"休息痛"与"晨僵",患者会感到静止时疼痛,即关节处于一定的位置过久,或在清晨起床时,感到关节疼痛与僵硬;稍加活动后疼痛可减轻;如活动过多,因关节摩擦又产生疼痛。

(1)膝:膝关节疾病是求医患者的重要症状。它的早期症状是上下楼疼痛,尤其是在楼梯上。它似乎在一侧或两侧发生变化。

(2)髋:表现为大粗隆、臀外侧、腹股沟等部位疼痛,可放射至膝。

(3)脊柱:局部疼痛发生,少数严重患者由于椎体边缘的唇样增生和局部动脉、脊髓或局部血管的骨赘压迫而出现各种类型的放射或脑损伤。

(二)体征

骨性关节炎的体征有晨僵、活动困难、关节肿大、触痛、活动响声、畸形、活动受阻等。骨关节炎的大多数病例特征如下,同一患者可能有多个病变。

(1)手:主要累及指间关节,尤其是远端指间关节。炎症和竞争不明显,对合作影响不大。特征性变化是指关节背面内外有骨质增生,形成坚硬的表面。结节位于关节的不同交界处,称为Heberden结节,近端交界处的结节称为Bouchard结节。这个结节生长缓慢。只有少数患者最终会出现远端指关节屈曲或外斜视。当第一个腕掌关节受累并骨质增生时,形成"方形"手,这是罕见的。

(2)膝:膝关节肿胀主要由骨肥大和关节腔积液引起。滑膜肥大是罕见的。严重者发生膝内翻畸形。

(3)髋关节:髋关节内部旋转和伸展受限。中国人的髋关节骨性关节炎比白种人少。

(4)脚:第一个脚趾关节是伤口部位。穿紧身鞋、再受伤是原因。有局部骨肥大和外翻。

(5)脊椎:椎体、椎间盘和类骨关节的退行性病变导致颈椎和腰椎的病变局部敏感性和硬度增大。少数严重病例有很多征兆,因为唇样增生容易导致椎体增生,局部动脉、脊髓或局部血管受到骨赘压迫。

二、诊断要点

(一)病史

原发性患者常无明确病史,继发性患者,往往有关节部位或邻近关节部位骨折史或关节脱位史,或髋臼发育不良、股骨头缺血性坏死等病史。

(二)X射线检查

X射线表现为关节骨赘形成、关节缝狭窄、软骨下骨硬化和囊性改变;很少有凿状骨置换术的患者。到晚期关节面可有凹凸不平,骨端变形,骨变形包括股骨头呈扁平样改变和(或)关节半脱位,边缘有骨质增生(骨赘形成),关节内可有游离体。脊柱发生骨性关节炎时,椎间隙变窄,椎体边缘变尖,可见唇形骨质增生。

三、治疗思路

(一)功能锻炼法

(1)被动运动:对于不能起床的膝关节骨性关节炎患者,这种运动用得最多,并可作为主动运动的准备或用于禁忌做主动性肌肉收缩的患者。练习时,患者应完全放松,由操作者帮助关节运动。

(2)等长性肌肉收缩:这就是一般所谓将股四头肌肉“并紧”。此时,肌肉虽然收缩,但关节并无运动,每天多次重复练习,较之每天一次效果为佳。这种练习适用于膝关节疼痛、肿胀的患者。对某些患者,这种练习不仅合理而且效果很好,特别在严重关节损害时,负重抬举的抗阻力练习会引起疼痛,此时,都能很好耐受等长性肌肉收缩。

(3)辅助运动:在医护人员或器械的帮助下(如膝CPM),患者做最大努力运动患膝,依靠轻柔外力,使关节超过自身肌肉收缩所能达到的运动范围,这就是辅助运动。一般在开始时,帮助患者运动,但在运动结束时,不应当用过度的力量。练习后,可能稍有疼痛,但一般不应超过 2 h。

(4)主动运动:这是一种由患者自己进行的膝关节练习,包括关节运动(不受重力影响,卧床时蹬腿动作,每天 3 组,每组 20 ~ 40 次),抗重力或体操。患者进行主动运动时,应特别注意训练一组肌肉或肌肉的协调动作,如股四头肌和股二头肌。

(5)抗阻力运动:患者克服一定阻力,做肢体运动,叫抗阻力运动,患者可坐位小腿绑沙袋,重约 3 kg(依个人体力调节),患者做坐位伸膝锻炼,每天 3 次,每次 15 min。阻力的大小和练习次数对于肌力恢复的快慢有重要关系。可采用次数多,阻力小或阻力大,次数少两种方法。目前,多数人认为后者的肌力恢复较快。这种练习有三大优点:能训练一组肌肉;减少肌肉保护性痉挛;肌肉训练量逐渐增加。

(6)水下体操:这是一种在治疗池中进行的练习,不能和游泳相混淆。这种池比较浅,患者可在池中做被动、辅助或抗阻力运动。除了心情比较愉快外,另外的好处是由于水的浮力减少了重力的影响,患者可进行各个方向的运动。如有关节病变的患者尚可在水中散步。

(二)药物治疗

1. 控制症状的药物

(1)镇痛药:对轻度疼痛和中度关节疼痛使用麻醉是很好的。患者可以在必要时使用,但在使用时应更加注意,尤其是在老年人和肝肾功能不是很正常的患者应更加注意药物的副作用。①对乙酰氨基酚(扑热息痛):推荐剂量为 4 000 mg/d,其疗效与布洛芬和萘普酮相当。因此,考虑到有效性、安全性和费用,乙酰氨基酚应作为一线的骨关节炎治疗用药。②百服宁:薄膜衣片减轻了胃肠刺激反应。③可待因。④辣椒素。⑤曲马多。

(2)非甾体抗炎药(NSAID):常规用于治疗骨性关节炎的疼痛和关节僵硬,能抑制炎症反应。

常用的有西乐葆、美洛昔康、阿司匹林、布洛芬(芬必得)、新解通、吲哚美辛(消炎痛)、吡罗昔康(炎痛喜康)、萘普生、萘普酮、舒林酸、双氯灭痛、奥湿克、舒林酸等。它们的共同作用是可以阻止环氧合酶,使花生四烯酸不能转化为前列腺素,从而起到抗炎镇痛的作用。应注意:用药宜个体化;一种药物疗效不佳或有不良反应,可试用另一种;不要同时服用两种或两种以上的NSAID。

(3)糖皮质激素:常用的有康尼克通、醋酸泼尼松龙、得宝松等。可于关节内或关节周围压痛点注射,治疗顽固性关节肿痛或复发性关节积液。一般选用醋酸泼尼松龙0.5~1.0 mL,加入1%普鲁卡因或2%利多卡因1~2 mL注入膝关节腔。一般先抽吸关节积液后再注入。每周1次,3次为1个疗程。关节周围软组织封闭时,利多卡因可酌情增多至5 mL。对多数患者有短暂减轻疼痛,增加股四头肌肌力的作用。如必须继续治疗,两疗程需间隔1个月以上,且1年总数不宜超过4次,频繁注射不仅易造成关节腔感染,而且可因注入多量皮质类固醇引起滑膜炎,负重关节内反复注射糖皮质激素有可能增加关节软骨损害的危险。选用得宝松1 mL注入关节腔,每次疗效可维持4~6周。

(4)外用药物:甲基水杨酸盐、扶他林、法斯通凝胶、伤痛一喷灵等。

2. 改变病情的药物(软骨保护剂)

该类药见效较慢,通常需要几周才能见效,但停药后效果仍可以维持一段时间,同时,它可以减缓、稳定和逆转骨关节炎软骨的进程。因此,它也被称为替代疾病的药物。①玻璃酸钠(又叫透明质酸钠、施沛特):用于膝关节骨关节炎时,膝关节腔内注射;用于肩周炎时,肩关节腔或肩峰下滑囊内注射。2 mL/次,1次/周,5周为1个疗程。②维骨力(又叫硫酸氨基葡萄糖)为治疗骨性关节炎的特异性药物。本品治疗1~2周可明显改善关节疼痛,疗程2个月或更长能使软骨早期病变修复。适应证为全身所有关节的骨性关节炎(膝关节、髋关节、脊椎、肩、手、腕关节和踝关节等)。用法与用量为1~2胶囊。每天吃3次,最好是在吃饭时吃,根据需要持续4~12周或更长时间。每年重复治疗2~3次。③抗生素四环素:四环素可以抑制基质金属蛋白酶,低剂量多西环素可以保护体内软骨。④硫酸软骨素:它能外源性补充葡糖胺聚糖,以减少软骨损失,恢复软骨的功能,目前国内已有自己生产的硫酸软骨素片剂、针剂。⑤过氧化物歧化酶。⑥维生素:维生素A、维生素C和维生素E是重要的抗氧化剂。研究表明,它们可以防止氧化损伤,调节抗氧化和细胞分化,促进骨和胶原蛋白的合成。因此,补充足够的维生素对患者有积极的影响。⑦其他:骨重吸收剂、基质金属蛋白酶抑制剂等。

(三)手术治疗

严重病变、持续疼痛的患者可考虑手术治疗。关节镜手术具有创伤小、恢复快、效果好、并发症少等优点,值得推荐。截骨术和关节置换术优于伴有严重症状(包括小腿力线改变和关节畸形)的膝骨关节炎患者。

四、预防

(1)减肥。肥胖被认为是骨性关节炎最重要的危险因素,尤其女性比男性更明显。

(2)避免、减少关节的急性或反复性损伤。

(3)预防、控制某些疾病的发生,如高血压、糖尿病。

(4)加强锻炼,增强体质,如散步、游泳等。

(5)不滥用药物,合理用药。

(6)加强保健,注意饮食。

第六章 骨肿瘤

第一节 骨组织来源肿瘤

一、骨瘤

骨瘤较常见，多见于青少年。颅、面骨为其好发部位。

(一)临床表现与诊断

位于颅、面骨表面者，呈扁圆形骨性隆起，质地坚硬而固定，表面皮肤正常。生长缓慢，一般无症状，骨骺融合后即停止生长。当其突入颅腔、眼眶、鼻腔及副鼻窦时，可引起压迫症状。

1. 检查

可触及像石头一样坚硬的小土丘状突起，但不会接触和粘在头皮上。如果发生在眼眶或鼻腔内壁，可能会出现相应的症状。

2. X 射线检查

骨皮质的外层或内骨髓具有致密的骨阴影，边缘很光滑。长骨取决于干骺端，它显示出均匀而厚实的骨影，皮质一侧最外面有丘状突起，边缘光滑，没有骨膜反应。

3. 病理检查

通常为厚骨块。它是一种单轴排列的正常骨小梁结构。显微镜下可见成骨纤维组织、神经和脂肪。

(二)治疗

1. 无症状者　无须治疗,应定期观察。

2. 下述情况,可行手术切除:

(1)有压迫症状。

(2)有明显畸形。

(3)生长较快或成年后继续生长者。

二、骨样骨瘤

骨样骨瘤是一个孤立性、小圆形或卵圆形以疼痛为主的良性肿瘤。青壮年多见。

(一)临床表现与诊断

疼痛,进行性加重,它会扰乱睡眠,大多数患者可以通过服用阿司匹林来减轻症状,但在某些情况下无作用。疼痛可以是放射性的。如果肿瘤位于组织较少的外部区域,会出现局部肿块、水肿甚至体温升高,局部敏感性明显,有肥大感。任何骨头都会引起疼痛,胫骨和股骨常见。可导致下肢肌肉萎缩和跛行。骨膜炎可能发生在关节附近,脊柱侧凸可能发生在脊髓。

1. X 射线检查

位于骨干者,皮质骨上可见致密阴影,整段骨干变粗、致密,其间有小透亮区,约 1 cm 直径,它被称为“瘤巢”。中间可以看见小的死骨,周围可见洋葱皮样骨膜抗体。在松质骨中,仍然有一个小的透明区域,但周围只有一些厚的阴影。

2. 病理检查

“瘤巢”是红灰色的,柔软,周围是硬化的骨头,由软骨样组织和未成熟的骨头组成。小梁表面被成骨组织包围,中央区域钙化。骨小梁之间是富含血管的结缔组织,有多核巨细胞。

(二)鉴别诊断

有时有必要区分坐骨神经痛。临床有人报道误诊为腰椎间盘突出症行手术治疗。X 射线片上需同骨髓炎区别。病理上类似成骨细胞瘤。

(三)治疗

若已明确诊断为骨样骨瘤的,应作手术切除,一般不做刮除。切除应从瘤巢周围的反应骨开始,尽量做到整块一次全瘤切除。位于脊柱等手术困难的部位,可于刮除术后辅助放射治疗。手术后若骨缺损较大者可同时植骨。术后疼痛很快消失,病变多可治愈,复发者少见,无恶变的病例报道。

三、成骨细胞瘤

成骨细胞瘤由成骨细胞构成,能形成类骨组织和骨组织的一种罕见肿瘤,其组织学特点甚至与骨样骨瘤相同,但缺乏骨样骨瘤那种自限性生长倾向,故 Dahlin 称之为巨型骨样骨瘤。好发于 10~25 岁,男多于女。脊柱、股骨、胫骨多见。

(一)临床表现与诊断

疼痛比骨样骨瘤轻,阿司匹林不能缓解症状。发病缓慢,就诊较迟,局部压痛。发生于表浅骨,可向外膨胀,常较早可摸着。生长于关节附近肿瘤,出现关节肿瘤、功能障碍、肌肉萎缩。脊柱的成骨细胞瘤,如肿瘤压迫神经、脊髓,则出现放射性疼痛、麻木、肌无力,甚至截瘫。

1. 化验检查

成骨细胞活跃时血中碱性磷酸酶可增高。

2. X 射线检查

一般不典型,但溶骨区较广泛,直径 2~10 cm 不等,骨质破坏,皮质变薄,轻度膨胀,边缘清楚,有硬化骨,肿瘤中心偶见斑块状钙化阴影。可有轻度骨膜反应。

3. 病理检查

大体呈暗红色和灰黄色相掺杂的脆弱组织。镜下可见富含血管的结缔组织和大量成骨细胞、不成熟骨小梁、多核巨细胞等。有类似骨样骨瘤的组织结构,个别的呈肉瘤状。

(二)鉴别诊断

需同骨巨细胞瘤、动脉瘤样骨囊肿、骨肉瘤、软骨肉瘤、骨样骨瘤鉴别。

(三)治疗

一般可采用刮除植骨术治疗;对脊柱成骨细胞瘤并有截瘫者,应作彻底减压手术,术后多可治愈,偶有复发。因此手术不易彻底的部位或病理反应成骨细胞活跃时,术后辅助放射治疗。

四、骨肉瘤

骨肉瘤是由骨髓引起的最常见的恶性肿瘤,其特征是恶性肿瘤可形成肿瘤样软骨。

(一)分型

由于临床骨肉瘤不相容,病理条件复杂,从病理和临床两方面有许多分类。以下是简要介绍。

1. 基于病因的分类

(1)原发性骨肉瘤:也称为典型的骨肉瘤,通常没有致病性疾病,也没有原发性的骨瘤。这占了绝大多数。

(2)继发性骨肉瘤:由原发性良性或病理性骨的基底改变形成的骨肉瘤。

2. 根据伤口数量分类

(1)单个骨肉瘤:指由该病变引起的原发性或多发性转移性病变。

(2)多发性骨肉瘤:在一个阶段或两个阶段,原发性病变彼此无关。同时发生的两个或两个以上病变称为多发性骨肉瘤。第一个病变发生后,其他新的病变依次发生,称为异时多灶性骨肉瘤。这些损伤发生之间的时间间隔是不同的。短的可以是几个月,长的可以是几年。

3. 肿瘤的位置和组织

(1)骨肉瘤:骨肉瘤通常是指来自骨骼本身的骨肉瘤。

(2)外骨组织骨肉瘤:骨肉瘤也可能是软组织的原发性肿瘤,如软组织和乳腺组织。其病理改变与骨中的骨肉瘤相同,这是罕见的。

(3)皮质旁骨肉瘤:发生在长骨皮质附近或骨膜内层的成骨纤维组织。由于这些骨肉瘤的生物学特征和治疗方法与普通的骨肉瘤不同,因此在临床和病理研究中被视为骨肉瘤中的一种特殊亚型。

4. 不同肿瘤的特征

(1)成骨细胞骨肉瘤:肿瘤主要由异型成骨细胞、瘤样骨组织和软骨组成。

(2)成软骨细胞型骨肉瘤:其特征是软骨丰富,但也可以看到肿瘤细胞直接形成软骨,软骨细胞区域趋于骨化。

(3)成纤维细胞骨肉瘤:主要成分是类似成纤维细胞的梭形细胞,但仍能产生小的肿瘤骨。

5. 肿瘤成骨

(1)硬化性骨肉瘤:肿瘤成骨细胞成熟,肿瘤有许多骨样结构和组织,有时称为骨肉瘤。

(2)骨溶解性骨肉瘤:肿瘤细胞正常,但数量较少,肿瘤内血管增大,有时称为血管扩张性骨肉瘤。在实验中,在同一肿瘤中,可能同时患有硬化型和溶骨型的被称为混合骨肉瘤。

(二)临床表现与诊断

常见,女性比男性少。发病率在 15 ~ 25 岁时最高。大多数

40～50 岁以上的患者继发于骨炎畸形和纤维发育不良。股骨远端、胫骨近端最多见，多发性比较罕见，也有继发于放疗者。

1. 局部症状

局部疼痛剧烈，而且越来越严重。夜间加重，敏感性高。肿块、肿胀发展迅速，质韧硬，与深部组织粘连固定。皮肤温度高，静脉迅速扩张，有时会感到颤抖和动脉杂音。少数干骺端可导致软骨退化和软骨渗透，导致关节炎、功能障碍和肌肉疼痛。可导致病理性骨折。大约 10% 的近端淋巴结可能有转移性硬结。

2. 外观症状

首先是低热、血流量不足、疲劳和消瘦。如果出现咯血，肺转移是明显的。

3. 试验检查

大多数血红蛋白低，红细胞沉降速度快，纯碱性磷酸酶高。脱钙后碱性磷酸酶恢复正常。复发和转移增加。

4. X 射线检查

病灶、胸部和可疑转移需要拍片。骨肉瘤的 X 射线表现因病理类型而异。大约 2/3 的患者可以通过 X 射线图像得到有效诊断，1/3 的患者只能显示恶性肿瘤。下面简要介绍 X 射线诊断的要点。

(1)髓腔和骨切除的 X 射线特征：髓内骨肉瘤主要为溶骨型，由内向外生长迅速，不易形成骨膜反应、新骨和科德曼三角；在松质骨形成的情况下，有一个大的囊性溶骨区。囊肿内肿瘤骨影少，常导致病理性骨折。在硬化模式下，肿瘤两端的髓腔形成大量骨肿瘤。在初始阶段，甚至磨砂玻璃的密度增加，然后呈现絮状、片状或球形阴影，也可能发生反应性骨硬化。

(2)骨皮质：骨皮质的损伤与骨肿瘤的形成主要并存，因此 X 射线表现显示骨肿瘤阴影密度紊乱，骨损伤与脱位重叠。如果是溶骨型，皮质骨通常受损且不完整。

(3)骨膜：早期骨肉瘤从骨表面剥离骨膜，在骨膜下形成新骨。

显示太阳辐射或针状骨膜反应的 X 射线图像。在肿瘤和框架之间的界面,也就是骨膜穿过皮质骨的地方,一块新骨可以形成一个三角形,称为科德曼三角形。随着肿瘤的不断发展,新的骨骼被挤压和破坏,骨膜抗体可能变得无毛,科德曼三角消失。

(4)软组织的 X 射线表现:当肿瘤突破骨皮质进入软组织形成软组织时,X 射线表现为纺锤状、圆形、棉状、云状软组织阴影,区域不规则。在软组织中,也会出现不规则的骨化区域,即骨肿瘤形成于软组织中。

(5)肺部 X 射线片:大约一半的患者可以在半个世纪内发生肺转移,早期肺部 X 射线片很难发现转移灶,应定期检查。肺转移瘤常见于肺叶周围,可能含有骨肿瘤。

5. 同位素扫描

手术时可观察肿瘤的数量、强区的形状和大小。也可以看到“跳跃”的伤口。

6. 病理检查

大多数肿瘤侵犯皮质骨并进入软组织。局部充血、硬肿瘤或砾石感觉。切片为鱼肉,成骨型为黄白色,坚硬;软骨型为灰色,有光泽,坚韧而坚硬;纤维型为深红色或灰黄色,柔软。出血区和坏死区混合。显微镜检查:可见不规则的多边形或纺锤形肿瘤细胞,细胞核大,染色深,有丝分裂像和巨核细胞。细胞间形成骨样组织。成骨细胞型以骨肿瘤为主;软骨型肿瘤软骨成分较多;成纤维细胞主要是肿瘤细胞,骨样组织较少,常有多核巨细胞。

(三)鉴别诊断

早期应与骨膜炎、骨髓炎和疲劳性骨折区分开来。溶骨型,尤其是当一侧骨皮质变薄和扩张时,应与动脉瘤性骨囊肿区分开来;软骨型应与软骨肉瘤鉴别;成纤维细胞型应与纤维肉瘤或骨恶性巨细胞瘤相鉴别;这个时间的碱性磷酸酶染色具有诊断意义,骨肉瘤检测呈阳性,后两者呈阴性。

(四)治疗

治疗应以早期综合治疗为主。

(1)术前和术后化疗。查看病理检查的结果,如果 90% 以上的肿瘤细胞坏死,可以继续使用。如果不到 60% 的肿瘤细胞坏死,请使用其他药物。由于坏死率在 60% ~90%,因此多种药物的组合是合适的。术后化疗持续 6 ~9 个月或更长时间。常用的化学药物有氮芥、氨甲蝶呤、环磷酰胺、顺铂、阿霉素、长春新碱等。

(2)放疗对骨肉瘤不敏感,有的学者反对用放疗。

(3)手术治疗:根据肿瘤侵入的范围进行选择。①传统截肢术:在关节面以外,股骨远端可以在转子区以下截肢。近年来,人们提倡截肢可以在近端高位进行,但不一定要超出关节面。②节段截肢:这是一种经过改良后的截肢。由于腋动脉、静脉、正中神经和尺神经没有渗入上肢肩部或上臂肿瘤,这些软组织可以保留下来,大部分肩胛骨和上臂,包括皮肤、肌肉和肿瘤,可以一起切除,剩下的上臂可以向上移动和缩短,以保留大部分的手部功能。肱骨末端可以从肋骨悬吊。下肢只保留坐骨神经,切断从股骨下粗隆区到胫骨髁的所有组织,向上移动小腿,胫骨段相对于股骨段旋转 180°,踝关节代替膝关节,同时保留部分活动。术后半年提供假体佩戴。③切除和重建:肿瘤从周围健康组织中完全切除,通常包括关节表面的一侧。左侧健康组织约 2 cm 厚。由于只能保留 0.5 ~1.0 cm 厚,必须进行病理切片以确认没有肿瘤细胞。骨重建的方法有很多,如同种异体半关节移植、失活再植、人工假体等。④肺转移的治疗:肺转移是死亡的主要原因。近年来,人们提倡切除转移瘤,这可以使人的生命得到延长。该手术主要适用于单个转移灶,术后配合化疗,免疫疗法。

(五)预后

骨肉瘤大多发生肺转移而死亡。近年来由于诊断及时和综合治疗的应用,5 年存活率由 20% 左右提高到 50% ~60%。

五、皮质旁骨肉瘤

皮质旁骨肉瘤也是一种骨源性恶性肿瘤。它之所以得名是因为它位于大脑皮质的旁边。

(一)临床表现与诊断

少见,女多于男,25~45岁中年人居多。它通常发生在股骨远端的后侧。主要症状是肿块,发展比较缓慢,可持续很多年。晚期会对关节的自由活动产生影响。肿块较硬,按压有轻微疼痛。

1. X射线检查

在一侧的皮质外,在干骺端或部分躯干中,可以在基部看到一个宽丘状突起。肿块致密如齿状瘤骨,边缘呈叶状,密度不均匀。肿瘤生长成骨的部分与正常骨之间没有明显的边界。有时在基底和皮质骨之间有一个线性的透明阴影,称为“自由空间”。晚期皮质受损,可进入髓腔。

2. 病理检查

大体标本为与骨膜和皮质相连的小叶状硬骨块。横截面显示黄白色骨表面。显微镜下,成熟骨小梁散布在致密的纤维结缔组织中,梭形细胞规则,无明显迁移。也有低分化肿瘤。所以有人把它分为3个等级:一级是良性的;二级中级,占大多数情况;三级恶性肿瘤。

(二)鉴别诊断

应与边缘骨肉瘤、软骨肉瘤、广泛性骨软骨瘤、骨化性肌炎等区别开来。

(三)治疗

肿瘤切除重建或截肢,术后配合中药、化疗等,预后较好,10年生存率可达80%,三级除外。有些人认为它是骨肉瘤的一种亚型,因此我们不能将它与真正的骨肉瘤混为一谈来讲生存率。

第二节 软骨来源肿瘤

一、骨软骨瘤

骨软骨瘤是一种常见的良性肿瘤。它由骨组织和软骨帽组成。骨组织是在表面生长软骨帽的骨化过程中形成的。有两种类型:单发和多发。

(一)临床表现与诊断

多发生于儿童期,生长缓慢,骨骺融合后肿瘤停止生长。如随着肿瘤的继续生长,它可能会变成恶性。它通常发生在四肢长管的骨骺,尤其是股骨下端和胫骨上端,也可见于骨盆骨、肋骨、肩胛骨及脊椎骨等处。除局部肿块外,一般无症状。如果肿瘤靠近血管、神经、肌腱、关节,或肿瘤较大,可伴有压迫症状、滑囊炎或关节功能障碍。甲下骨疣可引起疼痛,趾甲被顶起,被鞋磨破后形成溃疡。

1. 多发性骨软骨瘤

在儿童期有许多肢体出现大小不等的骨性肿块,膝、踝、肩等关节附近尤为明显。瘤体较小时不引起症状。瘤体增大后要引起疼痛,邻近组织压迫症状,肢体功能障碍,严重者可有肢体畸形和身体矮小。多数患者有家族遗传史。

2. X 射线检查

肿瘤自长管骨干骺端向外突出,界限清楚,基底细长或短粗。瘤体骨结构正常,外形呈管状、圆锥状、半球状或菜花状。若肿瘤突然长大,软骨帽部有棉絮状钙化影,边缘模糊,为恶变的表现。

3. 病理检查

通常是菜花状的骨块,周围有软骨层。儿童较厚,成人较薄。

软骨层上还有一层骨膜。截面的中心是骨骼。显微镜下可见成熟的骨小梁和软骨。软骨细胞像骨骺一样排列,表面是未成熟细胞,深层是成熟细胞,最后是成骨。

(二)鉴别诊断

应与皮质旁骨瘤、骨旁骨肉瘤及大肌腱的抵止点沿肌腱的钙化、骨化等相鉴别。

(三)治疗

对无症状者,可定期观察。有压迫症状、滑囊炎、肢体功能障碍或恶变先兆时,需做彻底切除。术中避免伤及邻近组织和骨骺板,术后很少复发。恶性变为软骨肉瘤者极少。多发性者较单发性者恶性变机会多,尤以躯干部为多见。

二、软骨瘤

软骨瘤较常见,可分为单个内生软骨瘤、多发内生软骨癌和皮质旁软骨瘤。多发性软骨瘤侵犯身体一侧肢体合并发育畸形者,称为 Ollier 病;伴有多发性血管瘤者,称为 Maffucci 综合征。

(一)临床表现与诊断

生长缓慢,男女之间没有差异,而且往往发生在短管骨中,主要发生在成年人中。一般来说,没有明显的症状,是在拍摄 X 射线片时偶然发现的。浅表患者,如手掌和指骨,可显示局部肿块,表面光滑,质地坚硬,轻度压痛,很少损伤关节功能。若合并畸形、肢体发育障碍,肢体常不等长。病理骨折有时是最早体征。若无病理骨折而肿瘤增长快,疼痛者应警惕恶变的可能。

1. X 射线检查

孤立的内生软骨瘤呈椭圆形透明区域,边缘整齐,骨皮质扩张变薄。肿瘤内散在砾石状钙化点。多发性内生软骨瘤可导致骨畸形。皮质旁软骨瘤表现有模糊的软组织阴影及骨皮质缺损,瘤内也可见钙化斑点，发生恶性变时，X 射线片上可见肿瘤边缘模糊不清、骨皮质破坏及骨膜反应。

2. 病理检查

它通常是浅蓝色的软骨组织，质地较硬且稍有韧性。肿瘤可以是分叶状或凝固的，直径 1 ~ 2 cm。若体大位于躯干骨，有恶变可能。显微镜下，我们可以看到分叶状透明软骨。软骨细胞均匀且堆叠。细胞核大小均匀，染色较浅。偶见双核。

（二）鉴别诊断

需同孤立性骨囊肿、骨干结核、成骨细胞瘤、骨巨细胞瘤、骨纤维异样增殖症，高度钙化内生软骨瘤应与骨梗死鉴别。

（三）治疗

（1）对手、足各骨的单发性内生软骨瘤，采用刮除植骨术，很少有复发及恶变。

（2）位于四肢长骨及躯干骨者，可能复发或恶变为软骨肉瘤，应行截除术，或同时植骨。

（3）对皮质旁软骨瘤，应连同肿瘤及基底一起切除。

（4）多发性内生软骨瘤恶性变机会较大，应严密观察；有症状者，可行刮除植骨术；若畸形严重，并影响功能，需行截骨矫形术或行截肢术。已发生恶变者，则应按恶性肿瘤处理。

三、成软骨细胞瘤

成软骨细胞瘤软骨肿瘤主要发生在长轴的骨骺。过去，它被误认为是“骨巨细胞瘤”，这是一种纯粹的良性肿瘤。近年来认识到这种肿瘤不但复发率高（7% ~8%），恶变率亦高（3.7% ~4.5%）。

（一）临床表现与诊断

较少见，男多于女，10 ~20 岁青年居多，股骨上端、胫骨上端和肱骨近端是常见的。主要症状是局部疼痛，平均病程两年左右，有些较长的病程可达几十年。可能出现低热、关节活动受限、肿胀等。晚期可形成肿块，侵犯软组织。发于脊椎者，可侵袭脊髓造成截瘫。个别病例可远处转移。

1. X 射线检查

与骨巨细胞瘤相关类似，在海绵状物质中，它是圆形或椭圆形的溶骨透明区域，通常是偏心的。病变周围有稍密的骨影，周围的骨皮质可以轻微扩张或不扩张，边缘清晰，溶骨区有模糊、散在的棉絮状钙化阴影。少数病例可见骨膜反应。偶有病理骨折者。与骨巨细胞不同者为在病灶内无残存的骨小梁，更无完整的骨性间隔。肿瘤生长缓慢，且其膨胀倾向不如骨巨细胞瘤明显。

2. 病理检查

大体无独特表现，为韧性肿物，切面灰红色，沙砾样。镜下丰富多角，形成圆形细胞，包膜清晰，胞浆嗜酸性，核大呈圆形或肾形，可见多核巨细胞，细胞间有少量纤维。整个镜下呈方砖小格图，乃钙化间隙。

(二) 鉴别诊断

小型者需同骨髓炎、化脓性关节炎、结核鉴别。大者应与骨巨细胞瘤、软骨肉瘤区别。

(三) 治疗

以手术治疗为主，刮除术后植骨是最常用的方法，大部分肿瘤可获得治愈。有复发的可能，原发恶性者罕见。有成软骨细胞瘤放疗后恶变为软骨肉瘤的报道，因此不宜放射治疗。

四、软骨黏液样纤维瘤

此瘤属于良性肿瘤，比较少见，起源于结缔组织。在肿瘤组织中，黏液样基质中既有软骨组织，也有巨核细胞或核形状奇特的细胞，因此很容易被错认为是软骨肉瘤或软骨骨肉瘤。但临床症状轻微，肿瘤生长缓慢，经过治疗后很少复发，也无转移，所以应属于良性肿瘤的范畴。

（一）临床表现与诊断

少见，男女无差异，10～30 岁患者居多。好发长骨干骺端。最常见的特点是局部的疼痛，轻度或间歇性加重，皮肤温度低，轻微压痛。平时无症状者因病理性骨折而就诊。发于脊柱者，可侵入椎管，压迫脊髓出现截瘫。

1. X 射线检查

肿瘤常偏心地位于长骨干骺端，呈圆形或椭圆形的透明区，有时呈多囊状，界限清楚，有硬化骨环绕，骨皮质膨胀变薄，极少见到钙化点。

2. 病理检查

大体可见几种不同成分。其中有一些软骨是淡蓝色、接近透明质地、有光泽和延展性的组织，呈球状或叶子状；纤维组织部分呈灰白色，是一个硬而坚韧的肿块，与软骨交织；黏液部分呈胶状，有白色钙化点或暗红色出血点，可形成水囊。显微镜下，我们可以看到多叶细胞，典型的是星状细胞，表现为黏液样，但黏液染色呈阴性。软骨细胞呈圆形散布在透明软骨基质中，且伴有钙化。

（二）鉴别诊断

从临床和 X 射线表现方面，软骨黏液样纤维瘤应与骨囊肿、软骨瘤、骨纤维异常增殖症、非骨化性纤维瘤及动脉样骨囊肿相鉴别。

从组织结构上来看，此瘤应与软骨肉瘤、肉生软骨瘤、黏液肉瘤、软骨黏液肉瘤等鉴别。

（三）治疗

在刮除或切除植骨时，常因边界不清而使被切除骨侧的肿瘤丢失。有 10%～25% 的复发可能性。对于多次复发，应考虑恶性改变。对于造成脊髓压迫的患者，脊髓减压是主要方法。若采用药物治疗，通常没有太大效果。

五、软骨肉瘤

软骨肉瘤是一种发生在软骨细胞或间充质组织中的恶性肿瘤。它可以由体内任何软骨内骨化的骨骼引起。原发性肿瘤比骨肉瘤更常见。继发性疾病可能起源于良性肿瘤或其他骨疾病。根据肿瘤的位置，可分为中心型和边缘型。前者从髓腔开始，穿过骨皮质，扩散到软组织；后者从骨膜开始，侵入骨皮质和软组织。对于那些位于扁平骨骼和小骨中的肿瘤，由于早期骨骼破坏，很难区分其类型。

(一)临床表现与诊断

(1)较常见，男多于女，30～50 岁中年人居多，好发于髂骨、长骨中近躯干者多，如股骨近端、肱骨近端。症状因病变部位而异，原发者病程短、症状重，继发者病程长而症状轻。①中心型以疼痛开始，逐渐加剧。病程较慢，持续 1～2 年。局部压痛，硬性肿块。②边缘型以肿块开始，疼痛轻，在软组织内形成硬性肿块与骨紧密相连。③那些位于骨盆内的可能会导致器官压迫和相应的临床症状显现。恶性程度比较高的患者发病急，病程短，症状严重，晚期可伴随全身症状。

(2)X 射线检查：有许多基于病理变化的变量。①生长缓慢、髓腔大、皮质骨破坏、骨膜反应和新生骨的初级中心形成，出现科德曼三角；若病程短，发展快者可见明显的骨质破坏、软组织阴影和钙化。②转移瘤，松质骨破坏，囊性改变，囊性破坏区内有散在钙化斑点或絮状阴影。③边缘形者以软组织阴影为主，骨质外层呈凹陷缺损，边缘不齐，可侵入髓腔，也可见钙化影。④继发病例常有良性肿瘤的 X 射线表现，在良性病变的基础上，出现溶骨性损伤、持续性骨膜反应、软组织影或钙化。

(3)病理检查：一般来说，中央型有肥大的骨骼、扩张的皮质、髓腔中的鱼肌理状组织、混合着透明软骨、黏液和钙化区域。肿瘤本身与上述相同，只是边缘型有骨缺损。显微镜下显示的组织学图像非常不同。细胞核肥大而奇怪，有丝分裂明显。在同一肿瘤中，可以出现不同分化程度的组织图像。如果只看到里面的一个图像，很容易造成误诊。因此，应采取更多的样品，制作更多的切片。只有参考 X 射线和临床表现，才能做出明确的诊断。

（二）鉴别诊断

钙化少的和中央型软骨肉瘤应与骨肉瘤和恶性骨巨细胞瘤鉴别。边缘型者，要和钙化的骨肉瘤区分。

（三）治疗

仍以手术治疗为主，以完整地切除肿瘤为原则，可采用不同的方法，如广泛切除，或切除肿瘤，或切除肢体，位于骨盆部位的肿瘤，只要肿瘤不太大允许较广泛的切除时，可保留肢体，否则常需半骨盆截肢术。对低度恶性而局部广泛不适合完整切除者，为了保留肢体，可采用中药、化疗等。

第三节　纤维组织来源肿瘤

一、硬纤维瘤

硬纤维瘤又称为成纤维性纤维瘤，含有成纤维细胞。

（一）临床表现与诊断

罕见，现在不存在性别差异，这在年轻人中很常见。早期没有症状，病程长，直到很大才发现。患者多诉说有肿块、轻微疼痛，偶尔伴有病理性骨折。在髂骨和下颌骨中是常见的。因为它们发生在长骨中，所以大多见于干骺端。

1. X 射线检查

中心型者呈囊状溶骨性破坏。在边缘型中，骨皮质形成印模缺损。

2. 病理检查

通常可见灰白色韧性岩体。较大的可能会变成囊性滑液。镜下见充满致密胶原纤维和小而均匀的梭状细胞。

（二）鉴别诊断

需同纤维异样增殖症、骨囊肿、纤维肉瘤鉴别。

（三）治疗

彻底刮除植骨或广泛切除，复发者可行截除重建术。

二、骨化性纤维瘤

骨化性纤维瘤是一种中央纤维骨病变呈扩张性，边缘清晰，通常无症状，多见于下颌骨和上颌骨。

（一）临床表现与诊断

一般无症状，多见于 30 ~ 40 岁女性。

1. X 射线检查

皮质骨局限性破坏，膨胀，溶骨区周围可见反应骨圈，无骨膜反应，肿瘤成熟时，钙化骨融合在一起形成圆形钙化块与外围透亮区并存。

2. 病理检查

一般情况下，可见脆弱的结缔组织，表现为砾石状变化。显微镜下，编织的骨到板层骨散布在纤维细胞和基质中，成骨细胞包围骨小梁的边缘。

（二）治疗彻底

切除植骨术。

三、非骨化性纤维瘤

非骨化性纤维瘤是一种属性仍不明确的良性肿瘤。又称非成骨性纤维瘤、干骺端纤维缺损等。

(一)临床表现与诊断

小型者多见,无症状。大型者少见,多有疼痛、局部肿胀,偶合并病理骨折。多见于儿童干骺端,性别无差异。

1. X 射线检查

长轴骨骺一侧的皮质骨为长椭圆形骨吸收,边缘致密,无明显扩张。

2. 病理检查

黄褐色软组织块切片呈黄色或深褐色,相邻骨皮质完整。显微镜下,纤维细胞像草席一样排列成旋涡,有多核巨细胞、大小不等的脂肪沉积细胞和分散的囊泡细胞。基质内有丰富的网织纤维。

(二)治疗

无症状病损,一般无须治疗。彻底刮除或大块切除术是主要手术措施;当病理性骨折发生时,可以使用髂骨移植。有时,随着骨折的愈合,肿瘤可以自行消失。

四、骨纤维肉瘤

骨纤维肉瘤比较少见,有中心型和周围型 2 型,前者来自骨内膜,后者来自骨外膜,少数病例由骨纤维异常增殖症、畸形性骨炎等恶性变而来。

(一)临床表现与诊断

除手足骨外,纤维肉瘤可发生在任何骨骼中,尤其是股骨和胫骨。Metaphysis 是一个常见的部位,但也发生在骨干。15 ~ 20 岁较多见。病程较长,发展慢,症状轻,诊治晚,甚至病理性骨折或肺转移为就诊体征。

1. X 射线检查

中央型者呈单个囊性破坏区边缘不规则,周围骨硬化致密,大部分没有骨膜反应。当肿瘤在髓腔内扩散生长时,它可能会出现类似尤因肉瘤的条纹透明区域。骨周围纤维肉瘤,可见大的软组织肿块阴影。骨皮质的破坏通常仅限于单侧。当侵入髓腔时,可能会出现蠕虫状或不规则的囊性骨缺损。

2. 病理检查

通常为灰白色致密鱼状组织块,伴有出血或坏死区。显微镜下,可以看到梭形细胞有大而不规则的细胞核,它们之间有核分裂、深染色、栅栏排列和胶原纤维。

(二)鉴别诊断

有时需同硬纤维瘤、纤维异样增殖症、非骨化性纤维瘤、溶骨性骨肉瘤、恶性骨巨细胞瘤、恶性淋巴肉瘤、网织细胞肉瘤等鉴别。

(三)治疗

以手术治疗为主。对范围局限、分化高的骨纤维肉瘤可行节段截除术。对破坏广泛、分化低或术后复发的病例需行截肢术。截肢后 5 年存活率约在 30% 左右。本病对放疗不敏感,放疗仅用于不能手术的病例。化疗适用于术后或不能手术的病例。

参考文献

[1]毕胜. 疼痛康复指南[M]. 北京:人民卫生出版社,2020.
[2]曾昕明. 临床骨外科疾病处置实践[M]. 北京:中国人口出版社,2021.
[3]陈展鹏. 骨科疾病与手术治疗[M]. 北京:科学技术文献出版社,2021.
[4]褚楷. 现代创伤骨科手术实践[M]. 北京:科学技术文献出版社,2017.
[5]付中国,张殿英. 肱骨近端骨折的外科治疗[M]. 北京:北京大学医学出版社,2013.
[6]李溪. 骨科诊疗技术与应用[M]. 广州:世界图书出版广州有限公司,2020.
[7]李增方. 临床骨科技术[M]. 北京:中医古籍出版社,2014.
[8]林雪林. 骨外科疾病诊疗与微创技术[M]. 上海:上海交通大学出版社,2020.
[9]刘玉杰,黄长明,薛静. 膝关节韧带损伤修复与重建[M]. 北京:北京大学医学出版社,2022.
[10]刘玉杰,王岩,王立德. 实用关节镜手术学[M]. 北京:人民军医出版社,2011.
[11]孟国林. 骨科实验技术[M]. 北京:人民卫生出版社,2012.
[12]沈彬,周一新,陈晓东. 发育性髋关节发育不良[M]. 北京:人

民卫生出版社,2020.
[13]唐佩福.骨折手术学[M].北京:北京大学医学出版社,2018.
[14]田大为,熊敏.数字化技术与骨科精准诊疗[M].北京:科学技术文献出版社,2022.
[15]王金玉.临床骨关节病诊疗精要[M].上海:上海交通大学出版社,2018.
[16]王永恒.实用骨科手术学[M].长春:吉林科学技术出版社,2016.
[17]吴鹏.膝关节镜手术技巧[M].上海:上海科学技术出版社,2019.
[18]谢显彪.骨科疾病诊治精要与微创技术[M].北京:科学技术文献出版社,2020.
[19]杨君礼.骨科诊疗图解[M].北京:人民军医出版社,2014.
[20]周立峰.临床实用骨科新进展[M].上海:上海交通大学出版社,2021.